你会睡觉吗？

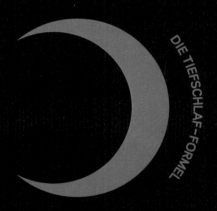

DIE TIEFSCHLAF-FORMEL

〔德〕克里斯·苏瑞尔 〔德〕西蒙·白洛文斯——著

夏高娃——译

U0383902

山东人民出版社·济南

图书在版编目（CIP）数据

你会睡觉吗？/（德）克里斯·苏瑞尔,（德）西蒙·白洛文斯著；夏高娃译. -- 济南：山东人民出版社，2024.6

ISBN 978-7-209-15008-8

Ⅰ.①你… Ⅱ.①克… ②西… ③夏… Ⅲ.①睡眠—人体生理学 Ⅳ.①R338.63

中国国家版本馆CIP数据核字(2024)第076673号

Chris Surel with Simon Biallowons, Die Tiefschlaf-Formel. Voller Energie ohne eine Minute länger zu schlafen © 2021 Verlag Herder GmbH, Freiburg im Breisgau

山东省版权局著作权合同登记号 图字：15-2023-185号

你会睡觉吗？
NI HUI SHUIJIAO MA？

〔德〕克里斯·苏瑞尔 〔德〕西蒙·白洛文斯 著 夏高娃 译
责任编辑：张波 特约编辑：陈怡然 封面设计：Yuutarou

主管单位 山东出版传媒股份有限公司
出版发行 山东人民出版社
出 版 人 胡长青
社 址 济南市市中区舜耕路517号
邮 编 250003
电 话 总编室（0531）82098914
市场部（0531）82098027
网 址 http://www.sd-book.com.cn
印 装 天津丰富彩艺印刷有限公司
经 销 新华书店

规 格 32开（145mm×210mm）
印 张 8.25
字 数 147千字
版 次 2024年6月第1版
印 次 2024年6月第1次
ISBN 978-7-209-15008-8
定 价 59.80元

如有印装质量问题，请与出版社总编室联系调换。

推荐序

自从我与克里斯探讨了"睡眠"这一主题，并就此第一次交流意见以来，我学到了很多。可以说，我对睡眠与休息的看法发生了巨大的改变。而且，受到影响的不仅仅是我自己，还有我管理的思爱普（SAP）德国分公司的22000多名员工。我甚至可以断言，我对睡眠的认识变得更加专业了。

没错，哪怕我不能睡得更久，却能在绝大多数时候都睡得更好，睡眠质量得到了显著的提升。要是能早点知道会有这种效果的话，我肯定早就开始这么干了。在这里就说一个最明显的改善吧：我现在很快就能入眠！这些改善睡眠的技巧虽然相对简单，却让我大开眼界。

不过，这本书对于所有读者而言，肯定还有更大的用处，尤其是其中关于"关闭电源"、如何更好地入睡以及整夜睡眠的实用建议。这些建议可以让你更精神、休息得更充分、更有幸福感地面对待完成的任务，让你不论在家中、在运动场、在公司还是在其他什么地方，都能保持旺盛的精力。

我不想再提前透露更多的信息。不过，书里至少有几十条非常具体的建议，在我看来，各位不妨——或者说应该——在阅读的过程中直接采纳。因为这些建议都是有科学依据的，易于理解又方便实行。我十分荣幸能够成为本书的首批读者之一，也希望大家能喜欢这本书，并且能够享受好的睡眠，把"电池"都充得满满的。

　　在此致以美好的祝愿，祝您阅读愉快。

卡瓦·尤诺西

德国思爱普执行理事会成员兼人力资源主管

目录 CONTENTS

一旦到达最低点，
从那以后，你只会一直向上。

第一章

我的危机、顿悟以及第三条路

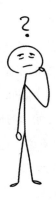

刹车产生的刺耳声音像钻头一样冲击着我的耳膜，我站在一条乡间小路上，火车呼啸着向我驶来。还有 100 米，90 米……强风扫过我的脸，吹走与 11 月的冷雨混在一起的泪水。80 米，70 米，还有不到 60 米了……我的心脏像气锤砸地一样狂跳个不停，身体里的肾上腺素飙升，此时，一切像一张绷紧的弓。这一刻，就是我倒向火车的这一刻，一切要结束了，所有疑虑、焦虑和疲惫要结束了。还有 30 米，然后就是最终降临的安宁，以及解脱。

在大约 30 年前的挪威，1985 年 7 月 7 日 18 点 26 分，6 岁的我

坐在电视机前，紧盯着毛玻璃屏幕，电视里的鲍里斯·贝克尔[1]
正在发球。他高高抛起小小的黄色毡球，弯下膝盖，疾步向前，
将小球全力打到对面凯文·库伦[2]所在的半场。发球得分、局
点——赛点！远在伦敦的鲍里斯和在挪威看电视的我同时高高举
起了双手。鲍里斯当年17岁，他是有史以来全世界最具传奇色
彩、最年轻的温布尔登网球公开赛冠军。既然鲍里斯做到了，那
么我也要做到——没错，我要的不是别的，我也想当温网冠军，
而且不是有一点点想。就在那个瞬间，我清楚地看到了自己的人
生目标。一回到德国，我便开始学习网球。一有空，我就练习网
球。在之后的15年里，对我来说，已经没有比网球更重要的事
情了。不论是学校、朋友还是女孩子，都不再重要，重要的只有
网球，只有我的梦想、我的目标。

又过了几年，我离这个目标越来越近了。我每天都在训练，
作业在我这里从来就不是第一位的。到了假期，我就会去打比
赛，还会参加选秀。很快，我加入了一支有赞助的网球队，成
绩和球技都越来越好，接连取得比赛的胜利。那时的我投入了
自己所拥有的一切，而激励我的有赢得温网冠军的目标，还有
我的成功、我的奖杯、我的赞助合同。我学得很快，只要投入
精力，我就能赢。只要我能赢，那我就有可能被爱、被关注，

---

1 德国知名网球运动员，单打曾排名世界第一，职业生涯期间获得六次大满贯。——译注
（下文无特殊说明，均为译注。）
2 南非知名网球运动员。

甚至偶尔会被崇拜。"胜利"就是我通往幸福的入场券，那失败呢？失败是最恐怖的，因为它意味着我再也不会被爱，不会被关注，就此沦为无名之辈。事实当然并非如此，但是当时我确实是这样认为的。

我的成功得以延续。我在德国网球运动员排名前十的位置上度过了自己的青春岁月。有过什么插曲吗？有，是伤病：三次韧带撕裂、两根肋骨的疲劳性骨折、臀部骨裂——受伤对我来说不是什么意外，而是家常便饭。我可以把这一切都抛在脑后，唯独肩膀上的伤痛越来越不能忽略。我一次又一次地接受肌肉注射，一休息就是好几周，这让我的成绩退步了不少。我也和医生们谈过要不要做手术，但是他们都建议我不要这么做，因为我太年轻，即便对上臂骨进行治疗，病灶也有可能再次出现。反正有一点已经很清楚了：做手术也改变不了什么。我的梦想到头了，而我平生第一次走到了穷途末路。

对我来说，人生从来就没有B计划，只有网球梦，刚刚做出退役决定的那段时间非常艰难。放弃网球过程艰难，却也是个巨大的解脱，一切突然全都消失了：弃权、喧嚣与紧张、伤痛、问诊与疗养、失败之后的痛苦……最重要的一点是，压力也消失了。我从整个童年到青少年时期施加在自己身上的压力，就像被球拍挥走的球一样消失了，这是我走向自由的一记"发球得分"。

高中毕业之后的四个月，我都用在享受慕尼黑的夜生活上了。那段时间无忧无虑，算是我人生中最美妙的一段时光——至少就当时而言是这样。之后，我加入了联邦国防军，可单调的任务又让我很失望，于是我决定去读工商管理学位。入学考试非常顺利，我考上了理想的大学，一切重归正轨。

大学学业开始了，我全身心投入其中。我学习、锻炼，总是起得很早、睡得很晚，在工作日尽量努力工作，这样周末就有自由时间了。我在很多行业实习过，可是好像哪个都不能特别吸引我。到了学业接近尾声的时候，我进入战略咨询公司罗兰贝格的管理咨询部门实习，这段经历倒是激动人心。那里的人野心勃勃，给人竞技体育的感觉。我一写完毕业论文就去了罗兰贝格，上班第一天，项目主管对我说："如果你在工作的第一年想要休假，每天晚上还需要睡4个小时以上，那这里就没有你的位置。""行吧，"我想着，"既然游戏规则是这样，那咱们就照着规矩来吧！"永远全速前进、永远肾上腺素飙升、没有一丝松懈，我那"一定要赢"的基因又被激活了。激动人心的三年过去了，我认识了许多了不起的人，其中有几个直到今天还是我的好朋友——在那种非赢不可的环境里，这可不是什么理所当然的事。

经过三年紧张的工作，我跳槽去了一位客户麾下，成了执行委员会最年轻的经理。我经常四处旅行，也有一定的自由，二者结合得恰到好处。我享受这段时光，时不时就看一眼自己的职业目标清单：成为顾问——实现了，成为经理——实现了，成为企业家——这项还没完成。于是我的下一个目标就很明确了：我要开属于自己的公司。对我而言，这个目标就像之前要做温布尔登网球赛冠军一样，所以我也像之前练网球的时候一样，坚定不移地向着目标努力。我做了不少研究，几周之后，我就准备好了"路线图"。当时，我还有9个月才能和在职的公司解约，但是对我来说，一切必须马上开始并快速推进。于是我下定决心，也犯下了我这辈子最大的一个错误：我决定每晚只睡两小时。我白天做着12至13小时的经理人工作，而从晚上9点到凌晨4点做我自己创业公司的工作，凌晨4点到6点睡觉，然后再次全力投入，继续向前。

这种做法持续了一段时间，其间感觉还不错，起作用的主要是野心、激情，还有我现在知道但当时不知道的大量的皮质醇。那时候，见到我的人不可能想到我其实已经完蛋了。表面上，人人看到的都是事业有成的商人克里斯，他甚至在2014年世界杯期间带着自己的创业公司登上了《明镜》周刊。可是在表面之下呢？我已经超过13个月每天只睡2小时，不论身体还是精神，都一团糟。此外，财务上的压力也与日俱增。我的创业公司发展得并不像预想的那样一帆风顺。钱越来越少，我的睡眠也越来越少——哪怕我的时间实际上更多了。有时候，我几乎什么东西都不吃，也没有精力去运动。我每天中午都会发高烧，烧到39摄氏度，在写字台边上一坐就是18个小时，可一点有意义的想法都没有。脑子里乱成一团，还充斥着一种越来越响的噪声，就好像有一辆特快列车向着我飞驰而来。而唯一能让这种噪声停止的方法就是用头撞墙。没错，我真把脑袋往墙上撞，而且撞得砰砰响，只为得到片刻的安宁。

我的妻子和我离婚了，其他女人来了又去，两性关系总是难以稳定、长久。每天凌晨，卧室里一片漆黑，我一个人躺在冰冷的地板上哭泣。"不要！"我抽搐着哭喊，直到耗尽身体里最后一丝力气。然后，那些我在最开始一再否定的念头再次出现了，而且这些念头变得越来越具体。它们最终让我在11月的一个寒冷冬日，站到了乡间小路的铁道边。我做好了准备，孑然一身，陪伴我的只有我的狗狗卡利——我其实原本不想带着它的，可是我太需要身边有个伴了，尤其是在这个时刻。

火车离我还有10米远，火车司机的面孔突然变得清晰起来，他的眼睛瞪得很大，眼中充满了惊恐。还有不到10米了，我准备向前倒去，可我的狗突然开始高声狂叫。我转向卡利，看着那双忠诚的褐色豆豆眼。它那充满爱意的目光击中了我的心，让我想起了生活原本是多么简单而美好。于是我向后退了回去，火车从我的面前轰然驶过。都过去了。我跪倒在地，和在温布尔登网球赛场上跪地庆祝的鲍里斯不一样，我只是单纯地结束了"比赛"。

人生的最低点同时也是转折点。在接下来的几个月里，我遇到了许多为我提供帮助、十分优秀的专业人士。虽然帮助没有立刻见效，但是在某一刻，其中一位专家的一句话突然抓住了我的心——"只有最优秀的人才会精疲力竭"。虽然这并不是实情，然而这句话在那时帮助了我。我恢复得很快，一步一步地重新回归正常生活。

一切好像都重新顺利起来，只是还有一个问题，我总是觉得很累。我早就不再每天只睡2个小时，而是睡上六七个小时，有时候甚至能睡9个小时，但是不管睡多久，我还是无精打采。

于是我又开始寻找，并且确实找到了一些东西，就是所谓的"睡眠结构"。我们的睡眠划分为浅睡眠、快速眼动睡眠和深睡眠等阶段。我读了很多资料，完全被这些东西迷住了，如饥似渴地阅读每一本书、每一项研究和每一篇网络文章。我关注的不仅仅是"睡眠阶段"这一个主题，还有与之相关的所有东西，尤其是我们大脑和自律神经系统的工作方式。我很快就意识到，在过去的几十年里——尤其是建立创业公司的那段时间——我已经忘记了该如何"关闭电源"。

对我来说，"思绪飞驰"一度是正常状态。我脑袋里一直有这样的声音在念叨："你还不能休息，还有很多事要干。你的公司运转起来了吗？这样你就已经满足了吗？这样就结束了吗？再加加油吧！不然可没人把你当回事。"就像《动物农场》里那匹名叫"拳击手"的老马，它直到死前都在努力耕地，只知道"我会更加努力工作"这一个答案。我似乎永远处于"播放"状态，早就忘了生活还有"关闭电源"和"暂停"键。发现深睡眠公式之前，每周7天、24小时全天候运转就是我生活的方式。

稍后我们会一起探索这个"深睡眠公式"。这里我想分享的

是自己最大的感悟：要90分钟（深睡眠），不要7天、24小时
（不休息）。

好的睡眠是新一代的地位象征。睡眠绝对不是浪费时间。它
是成功的象征，更是具有优秀表现的先决条件。我突然清晰地认
识到，其实我们根本没有必要在睡眠和成功之间做出选择，不论
每个人对"成功"做何定义，都存在着第三条路——一条我希望
与各位同行的道路。这第三条路也是深睡眠公式中的决定性因
素。每个人都可以走上这条道路，不管是职业经理人、企业顾
问，还是顶尖运动员，它适用于每个需要具有表现力的人，比如
母亲、轮班工作人员、飞行员、医生、年轻人、老年人……深睡
眠就是能量，而我们每个人都需要能量。

作为一名表现力恢复与睡眠指导教练，今天我有幸帮助世界
各地的企业家、高级经理人、企业顾问和竞技体育运动员将能
量、业绩和健康状态长期维持在高水平。这是我的使命，也是我
的动力——深睡眠公式可以改善我们的生活方式，却无须改变我
们的生活方式。

这是本书与经典的睡眠指南不同的地方，它更加现实，更易
于实践，而且以严谨的科学与生理知识为基础——这些知识能够
为我们提供具有决定性意义的策略，帮助我们把睡眠提升到一个
全新的层次。本书并不是一本专属于特别自律的人的指南，虽然
同样适合他们。自律固然重要，但更重要的是理解基本原理并借
助效率更高的方法，踏上通往更多深睡眠的旅程。

我们将一起走上这段被划分为几个步骤的"旅程"，我用下面的小漫画概括了一下：

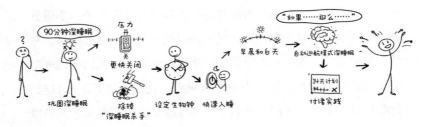

从这张图片里，你目前可能看不出太多东西，不过不用担心，这一切很快就会改变。从现在开始，我们会一起一步步地把深睡眠公式中的每一步都学习一遍。每走过一步，眼前的拼图都会变得更完整。等到最后，你就能用完全不同的眼光来重新看待这幅漫画草图。那时，它会变成一个更大的整体——只属于你的个性化深睡眠公式。

在接下来的旅程中，你将会看到许多不同的策略，我个人的建议是，你不妨边读边做笔记，把当前对你最有意义的策略记下来。第十章有一张清单，等到14天深睡眠挑战进行到尾声的时候，这张清单就该派上用场了。

虽然我们会探讨睡眠的每一个阶段，不过我们关注的重点还是深睡眠，因为它在短短几天之内就可以从根本上提升你的能量水平。我们不仅要探讨深睡眠为什么如此重要，还要探讨更多，比如怎样获得更多深睡眠、怎样更快地入睡、怎样更好地睡上一整晚以及怎样找到属于自己的睡眠节奏等。这正是我们在生活中获得更多能量、创意、健康与乐趣的关键所在。

令人着迷的一点是，清醒和睡眠实际上是紧密相依、不可分割的。所以我们也会探讨在不睡觉的时候如何变得更加清醒、专注、精力充沛，探讨在不降低生活质量的前提下，我们可以规避些什么。对我而言，这一点也非常重要：我们不需要限制自己、折磨自己。相反，我们会看到更多的深睡眠能带来多少令人难以置信的乐趣。这也是最早带给我灵感的见解之一：睡眠不是浪费时间，而是我们在人生中能做的最好的投资。因为通过睡眠，我们能从生活中获得更多的东西。因此，我很高兴能够陪伴你一同踏上这段旅程。我们出发吧！这段旅程一定会十分精彩。

你与一夜好眠的距离，

只有90分钟。

第二章

睡了七八个小时还是觉得累?

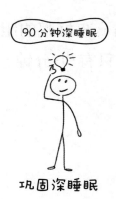

你 终于早睡一次,还不到半夜你就上床躺着了,入睡也挺快,睡了8个小时。即便如此,你还是无精打采,精疲力尽,完全提不起劲来,于是挫败感油然而生。分明每一件事都做对了,结果却完全没有回报。怎么会这样呢?这一章讲的正是关于睡眠的所有重要因素,尤其是深睡眠。

虽然是以前的事情,但我对那封邮件还记忆犹新。我在那之前并不认识这位发件人,我们是通过领英[1]联系上的。暂且称他

为"彼得"吧！他跟我打招呼的话很普通："嘿，克里斯，我一直关注你做的事情，你探讨的主题听起来非常有意思，没准儿你能帮帮我。可以预约个时间跟你谈谈吗？"彼得接近40岁，事业很成功，还是一家之主。我们打了电话，他的问题可以说在第一时间就一目了然：每天早晨醒来之后，彼得都会觉得疲惫不堪。我们又做了后续的预约，这次是我到他的住处面谈。那里的社区很漂亮，是那种可以长住的地方。彼得所在的公寓是一栋富有格调、修缮得当的老房子，房子装着沉重的木门，门铃边上的名牌都是金色的。上到三层，我按响了门铃。一个穿着睡衣的男人开了门。"我一定是把楼层搞混了，这个人的脸和领英上的头像几乎完全不一样，看起来疲惫多了。"我当时这样想。不过，这个人的确是彼得。

　　房间里的装潢都是一流的，不过于夸张，很有格调，也很上档次。我在一张昂贵的小羊皮长沙发上坐下来，彼得坐在我对面。他坐的是一把由大名鼎鼎的明星设计师设计的凳子。他揉了揉眼睛，"噗"地舒了口气，看起来相当疲惫。然后他开始对我讲述起来。有一段时间，他每天都工作很长时间，睡眠时间很少，因为他想要做出一番事业。他也知道自己睡得太少了，不过他觉得这是对自己未来的投资。彼得相信，只要自己有朝一日达到了更高的层次、获得了更好的职位，工作和休息的时间也就能更灵活，就有更多时间睡觉了。这项"投资"的确获得了回报，彼得不仅得到了更好的职位，也有了更多的睡觉时间——在过去差不多两年里，他平均每天都能睡7到8个小时。7到8个小时，对于很多人而言相当奢侈，没准儿对于有些人而言还是无法企及的。只是有一个问题：很明显，他并没有随之恢复良好的状态。彼得事业有成、家庭幸福，还有几个孩子，虽然一切似乎都非常完美，甚至连睡眠时长都十分完美，但他还是精疲力尽。接下来三个小时，我们的谈话变得非常情绪化，因为彼得真的非常焦虑，他担心以自己现在的精力没办法继续胜任工作。作为一名表现一直很高效的人，他很害怕自己不能把工作表现维持在高水准。同时，因为他对遣散员工的话术非常熟悉，所以他总是一遍遍想象着相似的情景，想象被辞退的对象是自己。这样的想法让彼得更加疲惫。有时他甚至根本不想睡觉，一旦睡着就不想醒过来，因为他实在太害怕这种缺乏能量的疲惫感。彼得把自己所有的焦虑全部倾吐而出。他迫切地想要改变现状，却不知道应该如何改变。于是，我们定好接下来要进行的事项，还有一对一私人辅导的流程。第一步就是分析彼得的睡眠数据，我预计结果应该会非常糟糕。这是为什么呢？彼得分明睡得够多了，怎么还是让自己落到这种窘境呢？

想要更好地解决彼得的问题——这也是很多人都会遇到的问题，我们必须先明确一点：睡得多，并不意味着睡得好。而能够很快入睡、夜里醒来的次数少并不意味着我们就得到了充分的休息，可以神清气爽地起床——这不仅仅是我们躺在床上睡了多久的问题。接下来，我会向你呈现第一个"脑海烙印"。所谓"脑海烙印",就是一句值得"烙印"在你记忆中的简要说明。

脑海烙印1

**入睡快、夜醒少、睡眠时间够长，
并不等于睡得够好。**

睡眠是一种我们并不完全有意识的状态，有时候，我们会遗忘睡眠到底有多重要。在睡眠中，我们会重置自己。睡眠决定我们第二天能有多专注、多清醒，情绪能有多稳定，精力能有多充沛。有时，我们睡醒了还是觉得累，这是正常的。考虑到这一点，就必须同时探讨疲惫和清醒这两种状态，因为二者有直接的联系。所以，在这本书里，我也会将清醒和疲惫纳入讨论，我们会看到睡眠如何影响清醒以及清醒如何反过来影响睡眠。

人感觉清醒或者想要睡觉主要是由两个因素或者说是两种力量引起的。第一个因素是一种叫腺苷的化学物质，它是大脑在我们清醒的状态下产生的分子，主要为我们提供所谓的"睡眠压力"，腺苷越多，睡眠压力越高。我们不妨把这个过程想象成一只沙漏，只要把它颠倒过来，沙子就会开始从上半部分向下半部分流动，下半部分会变得越来越满。沙粒就相当于腺苷，而沙漏的下半部分就相当于我们的大脑。"沙漏"里的"沙粒"越多，睡眠压力就越高，我们就感觉越困、越累。从醒来的那一刻开始，我们清醒的每一分钟，大脑内的腺苷水平都在不断上升。或者更直白地说，我们的疲惫，从醒来那一刻就开始积累了。

　　睡眠压力在清醒之后增加，然后——理所当然地——会在睡眠期间消退。从某种角度来说，睡眠就相当于把一端满了的沙漏再次颠倒过去。不过，除了腺苷，还存在另外一种极其强大的力量，它同样掌控着睡眠与清醒状态，那就是人体内在的生物钟。比如，这种奇怪的现象就和生物钟有关：我们明明熬了一整夜，到了第二天早晨反而没有几个小时之前那么累。这是为什么呢？我稍后会做出解释。在此之前，我要针对我们的内在生物钟多讲几句，因为它不仅对我们的睡眠十分重要，同样对其他生理机能发挥着关键的作用，比如消化、激素水平和体温。你应该已经留意到，昼夜循环对我们的感觉和能量水平至关重要。容我稍稍提前剧透一下之后的内容，因为有句话同样适用于这里："我们必须维持规律的节奏。"就像真正的钟表一样，钟表要是时走时停、时快时慢，就派不上什么用场了。钟表必须匀速、规律地运行，我们的内在生物钟也不例外。唯一的区别是生物钟遵循的规律非常特殊，那就是所谓的"昼夜节律"。

　　从时间生物学上讲——这是专门探讨各种生理过程尤其是常规的身体节律的学科——昼夜节律会以多种方式表现出对生命体（人类以及其他生物）行为的影响。2017年的诺贝尔生理学或医学奖颁给了三位证明并展示人类内在生物钟奇妙机制的美国科学家：杰佛里·C.豪尔、迈克尔·罗斯巴什和迈克尔·W.扬。他们获得提名很好地证明了生物钟研究的重要意义。"杰佛里·C. 豪尔、迈克尔·罗斯巴什和迈克尔·W. 扬对生物钟的内在加以探究，并对其如何运行做出了详尽的描绘。他们的发现解释了动物、植物以及人类如何适应与地球的自转同步的生物节律。"

我们回到之前的问题，回到生物钟和昼夜节律到底是什么以及它们如何影响我们的生活、清醒与睡眠，还有我们又如何影响它们这些话题上来。生物钟深深潜藏在我们的大脑中，它决定我们何时清醒、何时感觉疲惫。能够对生物钟产生影响的因素有很多，就目前的研究来看，其中最重要的是光照，尤其是太阳光。

这对我们来说究竟意味什么呢？我们从清醒那一刻开始，把这些从头到尾过一遍吧！

一般来说，大多数人都会在日出前后三小时之内的时间窗口醒来，当然也存在着各种不同的变化（比如需要倒班工作的人群，或者经常要在不同的时区之间往返的人士），但是原则上，那是人类的进化为我们的身体设定的规律。我们起床了，腺苷处于低水平——你应该还记得"沙漏"这个比喻吧？腺苷几乎完全消失了，取而代之的是生物钟发送的信号——一种十分特殊的激素。这种激素是由我们的肾上腺分泌的，叫作皮质醇。如果你听过这个词，那你对它的印象很可能是比较消极的。实际上，针对皮质醇一直存在不少的抨击，但是这些抨击其实是完全没必要的，你很快就能知道为什么。在皮质醇之外，肾上腺同样会生成去甲肾上腺素与肾上腺素，二者从分子生物学的角度来说，实际上是类似的。

那么，这些激素到底是如何释放的呢？其实非常简单，它伴随着我们醒来的过程开始释放，不管是被闹钟唤醒还是你早就习惯在某个固定时间醒来，都是因为我们的生物钟发出了释放皮质醇的信号，我们的脉搏随之加速、肌肉随之紧张起来，那些我们熟悉的清晨的身体反应会逐一出现。其中的重点在于：醒来之后，皮质醇的释放应该越早越好，一般来说都是在早上，不过对于需要倒班工作和其他入睡和醒来时间相对特殊的人而言，皮质醇的释放可能会相应晚一些。总之，皮质醇在早晨快速释放是理想状况，它可以帮助我们开启一天的活动。

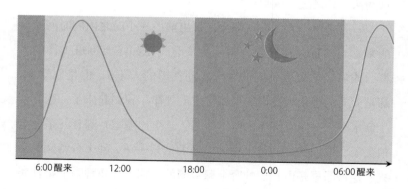

6:00醒来　12:00　18:00　0:00　06:00醒来

24小时内的皮质醇反应

有时候，"压力激素"这个词总是被拿来形容皮质醇，而且一般都伴随着消极、负面的语境：与伴侣的一场争吵、工作上与客户的一次矛盾、一封数字很不理想的电子邮件、一个几乎无法按截止时间完成的重要项目、孩子不理想的学习成绩、日托中心的一次拒绝、房租的一次大幅上涨、牙医寄来的一张新账单……这一切都能带来压力，皮质醇和肾上腺素会受压力影响而释放。虽然在与压力因素相关的情况下，皮质醇没有发挥太多好的作用，可是它在我们醒来的时候确实起到了积极的作用。这主要归功于皮质醇的另一种功能，也就是"计时器"功能。这个"计时器"决定了在皮质醇释放的12到14小时之后，另一种对睡眠起到决定性作用的激素也会被释放出来，那就是掌握昼夜节律的褪黑素。皮质醇既能让我们在早晨清醒过来，同时也保证我们到了晚上会感觉困倦。

> **脑海烙印 2**
>
> **皮质醇既能让我们在早晨清醒过来，**
> **同时也保证我们到了晚上会感觉困倦。**

皮质醇是控制清醒—睡眠节律的核心因素之一，它既能自动运转，也能被你影响。其中最主要的活动就是你睁开眼睛。在那一刻，正常情况下，外界已经很明亮了，光线会照射到眼睛的视网膜上，刺激视网膜上的神经节细胞。这些神经节细胞一旦受到刺激，就会向生物钟发送信号，专业人士称这种中枢结构为视交叉上核或下丘脑视交叉上核。这个"核"位于下丘脑内，是间脑的一部分，它很小，还没有一颗米粒大。说得具体一些，这个核大约是2万个神经细胞的集合。这颗小小的"米粒"与我们的整个身体、每个器官和细胞都有联系，这就是为什么它在昼夜节律中扮演着如此重要的角色。

对于深睡眠来说，至关紧要的有两点：一，大脑中的视交叉上核是我们体内的生物钟，它控制着我们的睡眠—清醒节律；二，生物钟主要是由光线激活的，它通过皮质醇释放出"起床啦！新的一天开始啦！"的信号。

这两个因素，也就是通过腺苷产生的睡眠压力以及生物钟决定的昼夜节律，二者的关系会对很多方面产生影响，其中就包括：

- 你白天有多清醒？
- 你大概什么时候开始觉得累？
- 你夜里睡得怎么样？

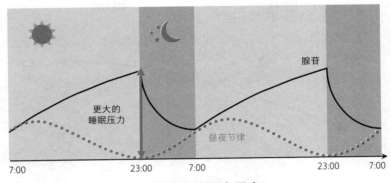

影响睡眠的两个要素

　　我们之前讲过,在熬了通宵之后的早晨,尽管我们整夜都没有睡觉,并且腺苷水平也极高,生物钟依然让我们感觉相对清醒、有精神。这种状态就是所谓的"通宵现象"。以前做管理顾问的时候,我自己不止一次体验过这种情况。而且,当时很多同事认为偶尔通宵工作很时髦,认为它特别能调动人的积极性。好在时代变了,这种认识也跟着变了。"通宵现象"所反映的正是在某些时段你的昼夜节律与腺苷水平处于对立状态。下页的图很好地展示了这一点:由于睡眠不足,腺苷水平曲线不断上升,而昼夜节律的曲线则持续以向上—向下—再向上的趋势运动。起到决定性作用的因素是这两条曲线之间的距离,距离越小,你就感觉越清醒。腺苷会告诉你:"无论如何都该睡觉了!"可昼夜节律会表示反对:"干吗睡觉?我在这个点儿总是清醒着呢!"——这就是驱使你清醒的那股"缓过精神来了"的感觉。

不过不管怎么说,我都不推荐这么做。

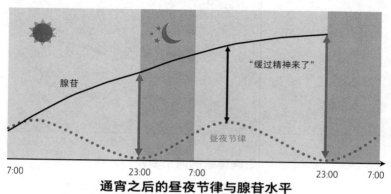

通宵之后的昼夜节律与腺苷水平

我们睡眠的 "90 分钟真相"

在这一部分,我们会看到好几张图表,这些图表非常有意思,而且能清晰地展现出深睡眠是如何运作的。我总是有这种感觉:当我看着图表,明白里面的信息时,我就感觉更有动力了。我向你保证,一旦理解了深睡眠背后各因素的联系和秘密,你也会觉得特别有动力。而动力正是为我们带来改变的第一个也是最重要的决定性因素!

现在,我们来仔细看看我们到底是怎么睡觉的吧!下页是所谓的睡眠结构图,这个阶梯状图表呈现的是我们的睡眠结构,也就是人是怎么睡觉的。正如我们在图中看到的那样,我们的睡眠呈现周期性循环，而一个睡眠周期就像一场足球比赛一样，时长刚好是90分钟。

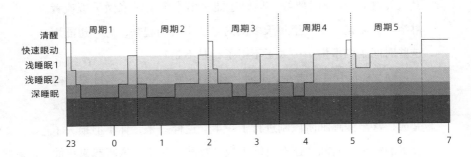

睡眠结构图呈现出的睡眠阶段与睡眠节律

> ### 脑海烙印3
> **务必让睡眠时长维持在**
> **90分钟的整数倍。**

　　有些人的"终场哨"可能会响得早一些，有些人则要进入"伤停补时"阶段，不过整体而言，这个90分钟的时长是能够得到科学验证的。所以，如果我们一夜要睡够5个这种90分钟周期，那我们就得睡7.5个小时（5×90分钟）。

　　我们得牢牢记住这一点：只要睡觉，就一定要以90分钟为周期进行。比如睡了6个小时，那就是4个周期（4×90分钟），而睡了7.5个小时就是5个周期（5×90分钟）。但是睡6.5个小时就行不通了，因为那不是90分钟的整数倍。对于我的很多客户而言，这一点堪称"革命性"发现——从节律上说，睡6个小时其实比睡6.5个小时要好。早晨还能多出半个小时来做早饭或者淋浴。如果把一个月里每天多出的半个小时加起来，想一想能用这些时间干的事情……太了不得了，是不是？

　　睡7.5个小时或者9个小时，什么问题都没有。不过要是睡6.5个小时，那在闹钟把你吵醒的时候，你的睡眠周期很可能没完成，甚至深睡眠阶段刚进行了一半。这样一来，你不但损失了宝贵的深睡眠时间，还有可能出现"睡醉"状态。这听起来可能没什么，实际上却不是小事。很多人对睡醒以后略微头晕、恍惚的感觉并不陌生。如果这种感觉相对轻微，持续时间也很短，那就不会带来更坏的后果。但是，在真正的"睡醉"状态下，我们对外界刺激的反应会明显减弱，很多人的情绪会很差，变得更加暴躁易怒，这就可能使人非常不舒服，尤其是在早晨时间紧迫而我们又需要行动起来的情况下。对一些人而言，这种状态持续的时间会很长，不但起床后不会结束，可能还会一直延续到通勤路上，甚至是办公室里。因此，考虑到这方面的情况，我们应该尽量避免"睡醉"状态出现，让睡眠时长维持在90分钟的整数倍。

　　完整的睡眠周期时长是90分钟。如果将这90分钟的周期看得再深入、分得再详细一点，我们就能看到睡眠的三个不同的阶段——睡眠结构图也清楚地标了出来。有些科学家会把睡眠周期划分为五个阶段，不过在这本书里，划分成三个阶段就够用了。

浅睡眠阶段

第一个阶段是浅睡眠阶段。在这个阶段，我们很容易醒过来，呼吸和心率会减慢，脑电波活动也会变慢，体温同时开始下降。浅睡眠阶段在我们的睡眠时长中占比最高，它对我们的运动能力有一定的影响。

快速眼动睡眠阶段

另一个阶段是快速眼动睡眠阶段，也可以简称为"快速眼动阶段"。在这个阶段，我们的眼球会在闭合的眼睑下非常快速地转动，这也是这个阶段名字的由来。我们做的梦主要出现在这个阶段。我们的大部分肌肉在这个阶段往往处于麻痹状态，这是为了避免我们的身体做出梦境中出现的动作。快速眼动睡眠对情绪调节有至关重要的作用。

深睡眠阶段

对于本书而言，最重要的睡眠阶段自然是深睡眠阶段。我会对这个阶段展开更深入的探讨，并且直接对我们的大脑进行探究。深睡眠有一个格外值得关注的特点：它会生产慢速的 δ 脑电波。所以深睡眠也被称为"慢波睡眠"。想要叫醒一个处于深睡眠状态的人并不太容易。简单来说，我们的身体会在深睡眠之中进行恢复。这种恢复具体如何进行，又有什么其他生理现象随之发生，这些都是既迷人又有趣的知识，甚至可以另写一本书。在这里，我只总结出最具价值的重点，这些重点可以帮你更好地理解本书的内容，并且让你可以把书里提到的深睡眠策略直接拿来使用。

我们最重要的生长密码

首先，我们重点关注一下脑垂体。脑垂体由下丘脑控制，是一种位于大脑底部的内分泌腺体，它调节着我们身体中的一系列进程，还会影响我们的生长，而这些都是在一种被称为"生长激素"的内源性激素的帮助下实现的。生长激素由氨基酸构成，它可以用于医疗领域，但也因为经常在诸如健身、健美领域被用作兴奋剂而声名狼藉。生长激素实际上是一种天然激素，更重要的一点是，它是我们身体得以生长的基础。要是没有生长激素，我们会感觉十分虚弱，昏昏欲睡，一点能量都没有。相反，要是生长激素能够维持平衡，那我们的能量也会随之维持在高水准，我们工作效率更高，思路更加清晰，骨骼结构也会变得更加强壮、致密。这种激素的作用其实还有很多，比如它可以缓解疼痛，可以促进头发、肌肉甚至脑细胞的生长，它还可以增强性欲，在睡眠中燃烧脂肪，通过促进胶原蛋白的自然生成来减缓衰老。从这个角度说，"美容觉"这个说法百分之百准确，因为这种堪称"秘密武器"的天然激素并不会在我们清醒的时候释放，也不在浅睡眠或者快速眼动睡眠阶段释放,它主要在深睡眠阶段生成。正是因为生长激素,我们才能够通过足够的深睡眠保持健康(或者变得更健康)、维持工作效率,让自己充满精力。而且这个过程是完全自然的,不需要额外产品的辅助。最好的抗衰老方法其实始终是依赖人体本身的那一种,那就是(深)睡眠。

大脑中的秘密清洁团队

一位丹麦科学家的发现为睡眠科学领域的研究打开了新的大门。麦肯·尼德加德博士和她的团队在研究中发现了胶质淋巴系统(也称类淋巴系统),这一系统担负着我们大脑中的一项核心任务。淋巴系统有点像身体里的小小清洁团队,保证我们的身体内部能够得到清洁。然而淋巴系统不能清扫我们的大脑,因为我们的大脑被血脑屏障封锁了。如果没有胶质淋巴系统,我们的大脑就不能得到定期清洁。这可能真的算是大麻烦了,好在胶质淋巴系统正是干这个的,它会把伴随大脑工作、思考过程中不断生成的——比如各位读到这几行文字的此时此刻——有毒蛋白质(如 β—淀粉样蛋白)从大脑中冲刷出去,从而把我们的大脑清扫干净。这种清洁过程决定的不仅是大脑是否能有效运作,而且,如果不进行定期的彻底排毒,有毒蛋白质就会在脑细胞上形成斑块结构,把大脑包裹起来,这会大大增加罹患失智症或者阿尔茨海默病的风险。为了让这一点听起来更生动形象一些，我们不妨想象一下，一个人几个月乃至几年不刷牙会怎么样？想想就觉得很恶心吧？如果我们的大脑不能得到定期清洁，它看起来也会和几个月不刷的牙差不多。那么，这个清洁机制到底是怎么运作的呢？它主要在深睡眠状态之下发挥作用，我们大脑中的"清洁团队"会在深睡眠阶段全速工作，把白天大脑活动积攒的"污垢"全都打扫干净。从生物化学的角度看，维持清醒实际上是一种低水平的大脑损伤，但是这并不要紧，因为这种损伤是可以通过深睡眠治愈的。我们脑细胞的体积会在深睡眠阶段缩减至60%，这为胶质淋巴系统提供了可以进行冲刷的空间，让它得以更好地把有毒蛋白质冲洗出去。规律且充足的深睡眠有助于维持大脑的清洁，从而提高工作效率，这也是一种降低罹患失智症和阿尔茨海默病风险的自然手段。

深睡眠对大脑清洁的重要性早在 2019 年就得到了证明。仅仅是一个晚上的深睡眠不足，就足以让大脑中的 β—淀粉样蛋白的数量明显上升。然而，很多人深睡眠不足的情况早已持续了几年乃至几十年，这大大剥夺了大脑细胞修复与再生的机会。所以，我要向你提出一个建议：请让你和你的大脑享受这免费且自然的疗愈吧！只需要足够的深睡眠就可以。

嘿，免疫系统：拜托啦，再加把劲！

有一个词虽然经常被提到，但是我们并不理解它背后的真正含义，那就是"免疫系统"。不过，这个名词本身就已经揭示了它的核心任务，那就是让我们免疫。说得简单点就是，它把有害的影响封锁在身体之外，从而保护我们的身体。负责这项功能的主要是自然杀伤细胞，免疫系统像我们身体的保镖，负责分辨哪些东西可以进入体内，哪些必须被排除在外。

自然杀伤细胞构成了我们用于保护自己的"军火库"，而这个"军火库"不但需要源源不断地补充"军火"，还需要尽可能地多加改进，这样才能更好地抵挡不受欢迎的"入侵者"。要是做不到这一点的话，我们的身体面对的风险就会大大增多，因为我们身体的防御系统可能会变得过于虚弱，不再能继续发挥作用。加州大学的一项研究揭示了免疫系统受损可能导致的严重后果以及我们的深睡眠在其中发挥的作用。该项研究表明，即便只有一夜睡了4个小时，自然杀伤细胞的活跃程度也会惊人地减弱70%。如果持续出现这种情况，并伴有相应的睡眠剥夺的话，那么，免疫系统的功能也会明显被削弱。深睡眠和免疫系统这个"军火库"之间的关联显而易见，以至于世界卫生组织已经把轮班工作列为严重致癌隐患之一了。

我们免疫系统的另外一个重要进程也是在深睡眠期间发生的。这位"保镖"不仅会休养、恢复，还会持续不断地发展。从某种角度说，它们会进行训练，从而更好地识别并且抵御"入侵者"。这背后的生物化学原理是这样的：生长激素会刺激对免疫系统十分重要的T淋巴细胞、巨噬细胞、白细胞和血小板，在成功抵挡"入侵者"的攻击之后生成记忆细胞，并将对手的特征"记忆"并储存下来。如果同样的病原体再次发动进攻，那么记忆细胞就会立刻识别出它的身份，让免疫系统更快、更有效地做出反应。所以，深睡眠不但能让我们身体的免疫系统得到休息，还是免疫系统的训练中心，对我们的能量水平和健康至关重要。

"我想起来啦！"——大脑中的"保存"按钮

在深睡眠中，我们的免疫系统会储存"入侵者"的信息，以便在下一次进攻中认出它们，从而更好地发挥保护作用。然而有研究表明，深睡眠中储存的东西远不止这些。其中有这样一项研究，参与者首先被要求记忆一系列信息，然后睡8个小时。他们的头上戴着测量睡眠阶段用的电极，研究人员可以准确了解每个人分别在浅睡眠、快速眼动睡眠与深睡眠中度过的时长。第二天早晨，研究人员向参与者询问之前要求他们记忆的信息，结果非常明显——深睡眠更多的参与者表现得比深睡眠少的参与者要好。这表明深睡眠越多，记忆力越强。

如果在学习之后睡觉，我们的表现会得到明显改善。我们仔细审视一下这个问题：我们记住的信息会储存在短期记忆也就是海马体里。如果有人在受试者睡觉之前向他们提问，受试者的记忆会依赖于短期记忆。然而，如果在受试者睡醒之后再提问——假设受试者得到了适度的深睡眠——那么惊人的事情就出现了：他们不再是从海马体中调取信息，而是直接从大脑皮质也就是长期记忆中调取。顾名思义，与短期记忆相比，长期记忆明显是更持久、更安全的储存地点。但是，问题来了，信息到底是在什么时候、以什么方式从短期记忆转移到长期记忆中的呢？答案就是在深睡眠中。有足够的数据表明，信息是在深睡眠中转移到长期记忆里的，实现这一过程的载体就是深睡眠阶段最具特色的慢速脑电波。所以，如果你正在为一次演讲而努力，或者为一场考试做准备，那么你最好用足够的深睡眠来存储你需要的信息，因为我们的大脑会在深睡眠中按下"保存"键。

除了保存功能，深睡眠还能用一种与此截然不同的方式帮助我们处理信息，就像给了我们一枚和保存键功能恰恰相反的具有"重置"功能的按钮。

短期记忆中的信息被输送到长期记忆里，就意味着短期记忆空了出来，可以再次接收新的信息。从这个角度说，不管是学习新知识之前还是之后，睡眠都至关重要。如果记忆装满了，你也就没办法吸收新东西了，如此一来，不管你的学习时间多长、学得多么刻苦，效果可能都不会太好。这里刚好可以把一句著名的足球格言改一改拿来用："学习前和学习后一样重要，学习后也和学习前一样重要。"[1]

　　顺便说一句，上面这个做法可不是只适合死记硬背地恶补知识。比如说你想从一场特别棒的远足里吸取经验，想把这段体验尽可能长时间地保留在自己的记忆之中，那么你最需要的其实是在远足前一天保障充足的睡眠。所以，如果你要迎来什么社交场合的大日子——不论是你女儿的第一个生日、你儿子的毕业舞会、在很酷的地方演讲，还是要参加一场重要的比赛——我都建议你提前通过深睡眠来按下"重置"键，这样你就能尽可能多地保存这些珍贵的印象了。

　　有一项关于深睡眠对记忆的促进作用更加深入的研究，参与这项研究的受试者同样被要求先记忆一系列信息，然后去睡觉。在睡觉时，其中一组受试者头上戴着可以刺激慢速脑电波的电极——让深睡眠变得再"深"一点，而另一组受试者则没有佩戴电极。第二天早晨，当研究人员检查他们记忆的信息时，得到的结果也非常明显：戴着电极睡觉的受试者记住的东西比没戴电极的受试者多一倍。听起来真不错，是不是？可是我们平时难道会戴着电极睡觉吗？大概不会吧。所以，研究人员试着用其他手段来加深深睡眠，比如在睡眠期间播放一种声音，它有点像与慢速脑电波同步的节拍器，结果显示，这么做

---

1 原文为 Vor dem Lernen ist nach dem Lernen und nach dem Lernen vor dem Lernen，来自德国著名足球教练塞普·赫尔贝格的名言——Nach dem Spiel ist immer vor dem Spiel，即"一场比赛后便是（另）一场比赛前"。

使受试者记忆的信息量提升了 40%。研究人员还会有什么新发现呢？我们不妨拭目以待。

心脏与循环系统的放松休息区

我们已经说了许多深睡眠令人印象深刻的好处，而迷人的深睡眠的作用还有很多。在深睡眠阶段，我们的心血管系统会得到休息，并且经历彻底的检修；我们的血压和心率会变慢；关节和其他身体器官的炎症也会减轻。而且最新研究表明，乙酰胆碱这种神经递质在深睡眠阶段的低水平对学习、运动等发挥了重要作用。深睡眠的益处实在太多了，每一种拿出来都能单独写一本书。看到现在，你应该对深睡眠阶段都会发生什么有了很清晰的认知，也明白了它为什么那么重要。所以最关键的问题就要来了——

我们到底需要多少深睡眠？

这是客户们经常问我的典型问题。说句实在话，刚开始研究睡眠时，这也是我自己最关注的问题。而它的答案确实改变了我的生活，因为它看起来太明确、太真实了。这个答案就是，只要

1.5个小时。对，你没看错，只要1.5个小时的深睡眠，我们就能享受到之前谈过的所有好处和疗愈效果。不过，如果我们的身体正处于特殊的压力之下，比如来自竞技体育或者疾病的压力，那么需要的深睡眠时间还要多一点。对于我的很多客户而言，这个答案本身就让他们前所未有地放松下来，因为重点突然再也不是你总共需要多少睡眠时长了，而是只要关注90分钟的深睡眠就好，这在很多人看来无疑现实得多，这也不会像要求他们必须睡够8个小时那样给他们造成巨大的压力。现在就只剩下一个激动人心的问题了：我要睡多久，才能满足90分钟的深睡眠呢？

要回答这个问题，我们就得再好好看一看睡眠结构图，同时，我想再给你讲一个睡眠研究中令人振奋的发现。你应该还记得吧？一个完整的睡眠周期由三个睡眠阶段组成，它的总时长是90分钟。

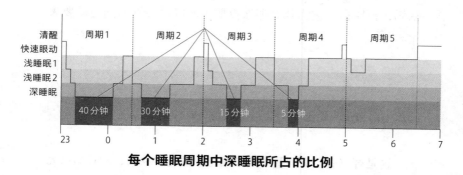

每个睡眠周期中深睡眠所占的比例

　　左页图标出了深睡眠在每个睡眠周期所占的比例。可以看到，第一个睡眠周期中的深睡眠比例非常高（40分钟），而这个比例会在之后的每一个睡眠周期中越来越低（从30分钟，到15分钟，再到5分钟）。而到了第五个周期，我们就彻底看不到深睡眠了。深睡眠所占的比例随着夜晚时间的推进而递减，所以，想要拥有图中那种非常健康的睡眠，我们只要睡够4个周期，也就是6个小时，就能获得宝贵的1.5小时深睡眠了。请务必注意，我不是说6小时就是最好的睡眠时长，只是说哪怕只睡4个周期，也能获得足够的深睡眠。当然，哪怕你睡不了这么长时间，也请放宽心，稍后我会谈到能帮你在睡眠时间很短的情况下恢复状态的方法。

　　上面说的都是令人舒心的好消息，然而坏消息是，对于很多人来说，现实情况可没有上面那张睡眠结构图那么理想，反而更接近后面图中所示的情况：我们睡了8个小时，可是深睡眠不是90分钟，而是只有27分钟，只有理想状况的三分之一。明明睡得够久，为什么是这样的结果？这可太糟糕了。这种睡眠结构也有个名字，叫"垃圾睡眠"。出现了垃圾睡眠，就说明我们被"困"在浅睡眠阶段了。造成垃圾睡眠的原因有很多，稍后我会具体探讨几个最典型的因素，不过不管原因是什么，垃圾睡眠造成的后果对所有人来说都是一样的：无精打采、疲惫不堪、完全没有精力——哪怕我们已经睡"够"了。

你会睡觉吗？

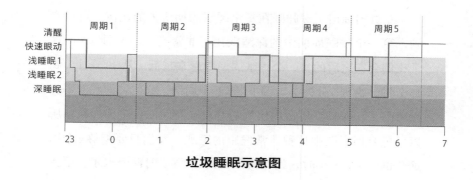

垃圾睡眠示意图

　　我想与你一起努力改变的正是这个结果，而且我们一定能成功！

　　还记得彼得吗？他也对我提过"我们到底需要多少深睡眠"的问题。这也难怪，他当然很想知道到底怎么做才能尽快恢复自己的能量水平，让生活重新回到正轨。我跟他说我们需要1.5个小时的深睡眠，还告诉他很多人——尤其是那些要在生活中面对很多压力的人——都远远达不到这个标准。彼得是个挑剔的客户，他并不相信我的说法。所以我建议他戴上睡眠追踪器来记录睡眠，彼得同意了。而记录的结果简直惨不忍睹：

- 睡眠总时长：7小时14分钟（这个时长确实还可以）。
- 深睡眠：2分钟。你肯定不相信吧？但是真的只有2分钟。

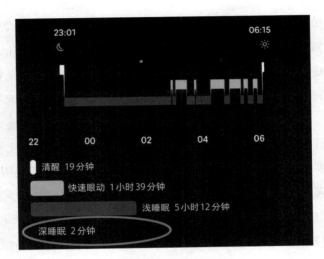

一位客户的睡眠结构图

彼得的反应也非常典型："这不可能！肯定是追踪器不管用！"这完全可以理解，哪怕换成我自己，可能也会对这种惊人的结果做出同样的反应。于是我们换成更加精确的设备又试了一次，这次用的是便携式心电监测仪——这算是标准的医疗设备了。而这一次的结果是：

● 睡眠总时长：7小时39分钟。

● 深睡眠：不足1分钟。

彼得对此非常震惊，整个人都泄了气。我倒不觉得惊讶，因为我每天都会看到这样的数据。那么，就彼得现在的睡眠而言，他需要睡上多久才能满足90分钟的深睡眠呢？我直接长话短说：

答案是700小时,或者说29天,而且每天都睡满24小时的29天。这当然是不可能办到的。我提出这个问题,主要是为了让你看到,建议彼得周末多睡一会儿或者周日午睡一会儿完全没有意义。只要他的睡眠依然是这种垃圾睡眠,那他的情况就永远不会改变,连机会都没有。这一次测量和那700个小时的答案终于说服了彼得。他终于理解了为什么自己总是觉得很累,看着比实际年龄要老10岁,而且冬天总是会没完没了地感冒。这都是因为,他在过去的几个月、几年乃至几十年里,得到的深睡眠太少了。

"彼得"这个名字完全可以换成"戴安娜""迈克尔"或者"克里斯蒂娜",而且它指代的当事人也可以有各种不同的职业:管理顾问、项目经理、护士、会计、单身母亲。垃圾睡眠既不是特定职业群体的专属,也不是少数案例,而是普遍存在于人群之中。人们总觉得这是我们在人生某个特定的阶段——或者在整个人生之中——为了成功而必须付出的代价,还有不少人认为睡眠是对时间的浪费,是表现欠佳的人才追求的东西。但事实恰恰相反,睡眠,尤其是深睡眠,是一项只赚不赔的投资。短短90分钟的深睡眠就能立刻带来回报。你完全可以工作很长时间,完成许多任务,睡醒以后却依然觉得精力充沛、充满活力,而且一分钟也不用多睡!实现它的方案就是巩固深睡眠。而这一切背后的秘密就是深睡眠公式。

在接下来的章节里,你会一步一步地深入了解这个公式。在这里,我先简单讲一下在巩固深睡眠这个概念中我们能看到什么——

我们要在前半夜把睡眠从浅睡眠阶段带到深睡眠阶段。说得更形象一点，浅睡眠就像房子的一楼，明亮、温暖但是嘈杂；而深睡眠就像地下室，黑暗、凉爽、安静。我们的目的就是不再把前半夜的绝大多数时间都耗在"一楼"（浅睡眠），而是更多待在"地下室"（深睡眠）里。为了到"地下室"去，我们有许多不同的"楼梯"可以用，而且最棒的一点是，这些"楼梯"不但适用于我们在家度过的"普通"夜晚，同样可以用在航班上、夜班工作里、婴儿哭闹的夜晚，或者单纯是工作非常紧张的时期。因为这些"楼梯"可不是什么花招、把戏，而是百分之百符合生理学、得到科学验证的方法。我们一起来破译深睡眠公式吧！得到的结果一定会改变你的生活。

> **脑海烙印 4**
>
> 足够的深睡眠并不是可有可无的奢侈品，
> 而是必需品，
> 也是通向持久的高能量水平、身心健康
> 以及高效率状态的关键所在。

本章要点

1.看一眼睡眠结构图就知道，睡眠就像足球比赛，最重要的事情都发生在90分钟之内。

2."美容觉"可不是天方夜谭。我们的生长激素会在深睡眠中生成、释放。

3.深睡眠和刷牙有什么相似之处？刷牙刷掉的是牙齿上的斑块，深睡眠洗刷的是大脑上的斑块。

4.我们身体的"保镖"需要深睡眠，深睡眠是免疫系统的训练营。

5.深睡眠对我们的记忆力很重要：我们既会在深睡眠中按下"保存"键，也会按下"重置"键。

放大聚焦1

快速眼动睡眠

在接下来的章节里，我们会学到很多方法和策略，其中的成功秘诀都藏在"深睡眠公式"这个词里。这本书关注的主要是深睡眠，如果想要拥有更多的能量，那么深睡眠自然是我们要拉下的第一根杠杆。本书当然也会时不时提到其他睡眠阶段。在这里就简单地聊两句快速眼动睡眠，这样你就能对这个阶段有些了解了。

如果你一直处于疲惫和缺乏精力的状态，那么第一步要解决的就是深睡眠巩固问题。第二步则是优化快速眼动睡眠。这有点像跑马拉松，如果你从来没练过，那你肯定不会立刻从跑40、20或者10公里开始，而是先绕着你住的街区跑几圈，睡眠的情况和这个差不多。还有一个好消息：有助于巩固深睡眠的东西，同样也能改善快速眼动睡眠。

顾名思义，快速眼动睡眠的名字源于眼球快速转动。20世纪50年代，芝加哥的睡眠研究人员发现，在睡眠过程中的某一个时间点上，受试人员的眼球会在眼皮下高速转动，而身体的其他部位则完全静止。快速眼动睡眠阶段也是我们的梦境出现的阶段,为了不让身体跟着梦境的内容做出实际的反应,我们的身体在这个阶段就像瘫痪了一样,只有眼球在不断运动。这在当年可是一个极具开创性的大发现。

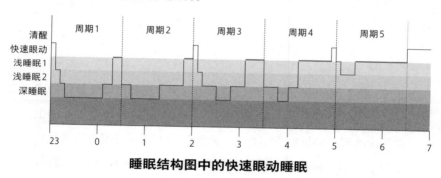

清醒
快速眼动
浅睡眠1
浅睡眠2
深睡眠

周期1　周期2　周期3　周期4　周期5

23　0　1　2　3　4　5　6　7

睡眠结构图中的快速眼动睡眠

　　深睡眠和快速眼动睡眠很容易通过功能区分开来:和深睡眠有关的主要是身体的恢复,而和快速眼动睡眠有关的是情绪的恢复。为什么是情绪恢复呢? 这是因为,生活中,我们能够阻断神经递质、肾上腺素释放的情况并不多,而快速眼动睡眠就是其中之一。在第三章里,我们会看到肾上腺素不但让人保持警觉、清醒,也让我们感觉惊慌和恐惧。如果肾上腺素的释放被阻断,就意味着处于快速眼动睡眠阶段的我们无法从生理上体验恐惧或者惊慌——我们在快速眼动睡眠中不会害怕。这就让我们得以重温那些不太好的经历,应对那些给我们带来压力的事情。所以快速眼动睡眠对精神的恢复至关重要,我们每做一个梦,情绪上的敏感度都会降低一些——因为我们把这些事情都处理了。

那你可能就要问了："做噩梦又是怎么回事呢？"最新的研究表明，噩梦中的恐惧并不是在快速眼动睡眠阶段感受到的，它只会出现在向下一个睡眠阶段过渡的时期，或者从睡眠中醒来之前。

除此之外，快速眼动睡眠在其他活动中也发挥着宝贵的作用，比如学习新的运动技能、开发创造性的解决方案以及清空我们的短期记忆。

那么，要怎么做才能获得更多快速眼动睡眠呢？简单来说，第一步就是增加深睡眠。本书讨论的很多策略也能直接用在优化快速眼动睡眠上。这些策略可以稳定你的生物钟，而这正是最关键的。因为快速眼动睡眠不像深睡眠那样主要受睡眠压力（腺苷水平）的影响，而是由内在的生物钟调节。也就是说，生物钟越稳定，快速眼动睡眠也就越稳定。换句话说，运用本书里的手段来调节生物钟，不但能影响我们的深睡眠，还能关照到我们的快速眼动睡眠，简直就是一石二鸟！

有些睡眠教练称，只需要三个或者四个睡眠周期，我们就能得到充足的快速眼动睡眠。我要对你说一句实在话：我不相信这种说法。我看到的所有数据揭示的都是完全不同的情况。如果你再看看前面的睡眠结构图，就会发现绝大部分快速眼动睡眠都出现在第四和第五个睡眠周期。如果没有第五个睡眠周期，那么快速眼动睡眠就会少很多。换句话说，如果你只睡了6个小时，而不是7.5个小时,那么你损失的快速眼动睡眠就不是20%,而是60%——因为快速眼动睡眠并不是平均分布的,它主要集中在第五个睡眠周期里。这对学龄儿童而言是个大问题,因为要是只睡四个睡眠周期,那么他们就会失去多到不成比例的一大段快速眼动睡眠,而他们又刚好处于许多运动技能、创意、情绪等正在发展的年纪,需要足够的快速眼动睡眠时间来发展这些方面。所以,运用本书中巩固深睡眠和充足睡眠时间的技巧,还能为你的孩子带来许多真正的好处。

如果"刹车"失灵，
你就不能全速前进。

第三章

如何更快、更好地"关闭电源"

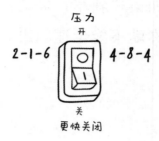

上一章读起来应该很辛苦吧？因为里面有很多基础知识，你能坚持下来真是太棒了！这些知识是接下来所有东西的基础，它能让通往更多深睡眠的道路变得更加轻松。只要我们认识了这些最重要的科学知识，理解为什么睡眠——尤其是深睡眠——是如此重要，自然就能拥有强大的动力。而一旦你亲身体验到充足的深睡眠给生活带来的变化，你的动力大概还会更强。我们的目标是在一分钟都不需要多睡的前提下获得更多能量，让生活质量变得更高，所以在这一章里，我们会一起了解实现这个目标的步骤。我们马上就会从基础出发，最终接触到一些真正能够快速达成目标的秘诀。

　　首先，我想先分享一个自己生活中的小故事，这段经历给我的人生带来了十分长远的影响，尽管在过去的很多年里，我一直都不太想谈起这件事。当时的我正处于人生的低谷，急需专业人士的帮助。我找了很久，才找到一位非常优秀的导师（那时候我特别喜欢这个称呼，他实际上是一位心理治疗师）沃尔夫冈。与沃尔夫冈第一次会面之前，我对这次面谈的预期是相当典型的那种——你应该也能猜到，就是在书房里进行，还有一张长沙发。在我的第一次咨询里，的确出现了一张长沙发，不过不是摆在书房里，而是摆在沃尔夫冈的起居室，似乎是他看一级方程式锦标赛用的。那天还是一个周日。你看到这里一定觉得很奇怪，没错，当时我也觉得奇怪，可是沃尔夫冈一再邀请，我也就顺其自然了。

　　于是，我们一起在他家的起居室坐下来，他给我拿了些喝的，就像日常招待客人一样。我们看起了一级方程式比赛，当时迈克尔·舒马赫还没有退役。我们其实什么都没聊，就那样盯着屏幕干坐着。我开始觉得有点不自在了。这算什么？舒马赫第一圈开完了，第一次进站结束了……越来越怪。然后沃尔夫冈突然开口问道："克里斯，你觉得对F1赛车来说最重要的是什么？"

　　我想了想，然后回答说："速度。"

　　"不对。"

　　"那就是加速度。"

"也不对。"

"空气动力学。"

"不是。"

我又试着说了几个其他的答案，可是每一个答案都被他否定了。最后沃尔夫冈才简短地答道："克里斯，对F1赛车来说，最重要的其实是刹车。"

我忍不住盯着他看，当时的我还不知道这句话为我烙下了平生第一个"脑海烙印"，而且是我这辈子里最重要的一个。

如果你是F1赛车方面的行家，也许现在正摇着头想着这个问题的答案也太简单了，不得不说可能确实是这样。但是，这句话只是用F1赛车打了个比方，沃尔夫冈想做的是帮助我改变对"高绩效表现"这个主题的看法。他在短暂的停顿之后又补充道："如果刹车失灵的话，你就不能全速前进了。"这是我从来没想过的观点。如果刹车失灵，要么在第一个弯道冲出去撞到墙上，要么就只能为了不用刹车而以很慢的速度过弯。不过不管怎么开，肯定都赢不了比赛。

脑海烙印 5

如果"刹车"失灵的话，
你就不能全速前进了……

对我来说，这个观点堪称"一记重锤"。因为我自己经历的

就是第一种情况：之前的我一直全速前进，不管前面的"弯道"有多急都要全速前进，于是一头撞到了墙上。我甚至连踩刹车都没试过，而且更糟糕的是，即便我尝试这么做了，大概也根本不会有任何用处。我的"刹车"早就生锈、破旧不堪了，即便把"刹车"踩到底也会撞墙的。因为我从来没有保养过自己的"刹车"，从来没有修理过它，根本不拿它当回事。当年我的座右铭是："踩刹车？减速？浪费时间！"而现在的我清楚地意识到，只有学会刹车，才能更快到达目的地。

我们在这个画面上多停留片刻，更加具象化地设想一下：不论所处的赛道是工作、亲密关系还是爱好，我们都希望全速前进，但是这只有在"刹车"正常的情况下才能实现。我们越想要车速快，"刹车"就必须越好。这一章的目标，正是把你那可能有些过时、制动距离有点长甚至有点生锈的"刹车"升级成最先进的高科技刹车系统，让你在需要它的时候可以立刻停下来。

具体来说，我们要学着在以下这几个"踏板"之间快速切换：

● "油门"和"刹车"

● 飞驰的思绪和平静的心态

● 压力模式（战斗或逃跑机制）和恢复模式（休息与消化机制）

● 交感神经系统和副交感神经系统

交感神经系统和副交感神经系统是自律神经系统的一部分，从某种角度看，它们既是对手也是伙伴——既彼此对立，又彼此互补，通过相互作用调节着身体大部分器官的功能。虽然名字听起来有点像，但是交感神经系统其实和"交流感情"之类的活动完全没有关系，事实恰恰相反，如果我们处于交感状态——也就是很有压力的情况，很多人往往会变得相当讨人厌。而副交感神经的作用会抵消这一点，它会让我们进入恢复模式（休息与消化模式），变得更加放松。交感神经系统负责"踩油门"，副交感神经系统负责"刹车"。而以前的我一直生活在交感神经系统的支配下，完全忘记了如何切换到副交感神经系统，那是没有"刹车"或者"关闭电源"模式的生活。

不能"关闭电源"不仅仅是我一个人的问题，也是我们社会中最大的痛点之一。我们几乎时时刻刻都生活在飞驰的思绪里。一个最典型的情况是，"当时我在休假，花了差不多三天才放松下来……"，之后紧接着的是"我生病了"。这意味着我们的"刹车"已经失灵，或者"刹车制动距离"太长了。其实，如果回头看看我们受过的训练，还有我们为此付出的代价，这一切也就不奇怪了。我们受过的所有训练都是让我们运用头脑去解决问题、进行策略性思考、去发展创意、在情境中进行思考。而等我们下班以后，合上笔记本电脑，或者迎来了周末，就以为自己的大脑也跟着停止思考了。然而，对绝大多数人来说，这真不是那么简单的事，尤其是我们日复一日、长年累月地每天都要有好几个小时处于压力模式下。所以，我再次邀请你从接下来的几页文字开始，学习如何缩短"刹车"的"制动距离"，也就是更快且更有效地"关闭电源"，从压力模式切换到恢复模式。

想要做到这一点，我们需要提升自己的"抗压韧性"，也就是在压力模式和恢复模式之间更快速地切换以及更有效地"关闭电源"的能力。这种能力有点像一块肌肉，如果每天都绷紧肱二头肌，那我们就会发现，到了下班之后的晚上或者周末，这块肌肉就很难再松弛下来了，即便我们最终能让它慢慢放松，也会耗费很长时间。我们精神上的"肌肉"也是一样的，必须经常做做拉伸，才能让它维持柔软、灵活、有弹性。抗压韧性决定我们能不能入睡，特别是能不能进入深睡眠。因为我们即便在非常疲惫的状态下睡着了，我们的思绪依然在飞驰，我们的自律神经系统依然在"踩油门"，而不是"刹车"。很多人认为，我们必须改变自己的全部生活方式，才能从整体上减轻压力，其实不然。重点是在尽可能短的时间内削减高压力水平（或者说"更短的刹车制动距离"），而抗压韧性正是其中的核心，是深睡眠公式的重要组成部分，也是巩固深睡眠的直接途径。

减压、"关闭电源"……世界上有成千上万种冥想方法、瑜伽练习或者其他东西可以达到这个目的。这些方法里有很多确实是有意义的，也确实能给我们带来很多帮助。但是，它们都需要时间，而且是很多时间。你肯定听过那句关于终身学习的名言——"你如果想要在一门学问里成为大师，就需要有耐心"。但是，大多数被睡眠困扰的人都没有耐心，他们始终生活在极限状态下，所以需要快速且有效的改变。你即便有一些耐心，也希望快速提升能量水平。没关系，读完这一章，你肯定能学会怎么"关闭电源"。实际上，你本来就会，这种机制不需要学习，它从我们出生开始，就植根在我们身上，你当然也不例外。我只是再讲一讲如何做而已，而且你很快就能做到，根本不需要练习好几周。因此，我们很快就能控制自己飞速运转的思绪，将其切换到恢复模式，让精神重归平静。我们要通过建立在科学基础上的生理学知识和可靠的方法，将短期生效的手段和长期战略结合起来，以获得快速的收益和长久的成功。

关于压力，那些你从未听说过的事

"压力"给人的印象一直很不好。"我的压力实在太大了"好像是一曲紧张的社会的悲歌。"压力"这个词到处都能听到，压力让人生病、让人失去耐心，压力会引发不良的身体反应。大家都希望压力少一点，而从某些方面看，这也是完全可以理解、完全合理的。然而，与此同时，"压力"一词的糟糕名声实际上也是源于某种错误的认知。对于我们和我们的深睡眠来说，对"压力"普遍存在的误解就是"压力会从根本上对我们的免疫系统不利"。不过，只要你能善用基于脑神经科学和生物学的工具——它们对你的大脑和神经系统共同发挥作用——那么压力也能给你带来帮助，而不是伤害。读过这一章，这些工具更能为你带来短期起效的手段和长期有效的策略。为了更多的深睡眠，为了更多的自由，为了获得随时都能控制自己情绪和行为的力量，为了随心所欲地在"油门"与"刹车"之间自如切换，我们一起学习，如何才能让压力为我们工作，而不是跟我们对着干。

压力是什么？

与压力有关的误解已经是它的历史的一部分了，它是人类起源时期的遗物，是帮助我们的祖先逃离危险或者正面对抗攻击的机制。今天的我们已经不再需要这件"遗物"了——我们一再听到这个说法。不过，经过几个世纪的发展，即便洞穴外的灌木丛里早就没有了埋伏的剑齿虎，人们却还是无法摆脱这个机制。如今，这件"遗物"不仅不再能帮到我们，反而会给我们带来伤害——和压力有关的误解至少是这样的。可是如果再审视一下其中的科学原理，我们就会发现，压力实际上相当简单，它只是一个能刺激并带动我们身体中其他系统的机制而已。因此，我们有必要把引发压力的压力源和我们对压力源的反应——这才是所谓的压力——区分开来。

压力系统有一个非常与众不同的特点，它位于一个名叫"自律神经唤醒"的连续统一体上。

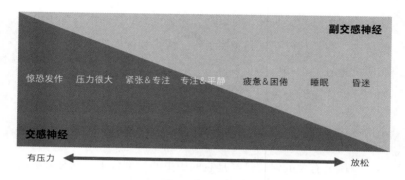

自律神经唤醒的连续统一体

在极端情况下，交感神经系统如果全力工作，就会导致惊恐发作——心跳加速、瞳孔放大、呼吸急促。而在上面那个连续统一体的另一端，如果你的交感神经系统根本没有响应，只有副交感神经系统在工作，那你就会进入昏迷状态。这个连续统一体里同时存在着压力强弱各不相同的形式，比如不断上升的警觉性、集中精神工作、疲倦、疲劳以及睡眠。所以，压力首先只意味着我们的交感神经系统处于高度兴奋状态而已。

我们很了解这种高度兴奋状态的表现，如双手出汗、口干舌燥、肠胃随之紧张，如果压力非常大，而且长期持续性存在，那么上述症状也会变得更加明显。以前做经理人的时候，我每天早晨进办公室的时候都会腹痛、腹泻，这就是由于交感神经对我的支配。还有一桩相当出名的逸事。佩尔·默特萨克[1]承认自己经常在比赛前呕吐，因为他的压力太大——或者他说感觉自己压力太大。这种唤醒状态并不仅仅是为了与野生动物进行对抗而存在的。我们的压力反应首先是基因性的，也就是非特异性的，它并不是为服务于某一个单一的目的——比如战斗或逃跑——而产生的，它背后实际上是彼此高度关联的生物机制。为什么这一点非常重要呢？因为我们可以控制这种机制，而不是无能为力，任由它摆布。

有一点需要注意，我们所拥有的神经通路和组织结构让我们能够立刻"关闭"压力反应。我们并不需要刻意学习，这是我们与生俱来的能力。既然你读到这本书，就说明你已经拥有控制压力所需要的一切了，而且是实时的。接下来，我将为你展示相关的技巧和流程，它不仅能让你变得更放松、更平静，还是实时性的技巧，可以帮助你在压力机制被触发的当下关闭压力反应，比如同事来找你麻烦的时候，读到一封带来坏消息的邮件的时候，堵车似乎要无限期地延续下去的时候，还有你的宝宝又哭闹了一整天的时候。

你应该还记得，白天较轻的压力也会在傍晚和夜间发挥作用，让我们能够更快地入睡，因为我们会在睡眠过程中不断放松和伸展我们心理上的"肌肉"，从而更快地关闭自己的"电源"。

---

1 德国著名足球运动员。

用了这些方案和技巧，我们就可以更快、更早地进入深度睡眠，也更容易维持长时间的完整睡眠。我们在白天也可以对自己的深睡眠进行"投资"，而不仅仅是借助傍晚才开始的一系列流程，同时不必把整个生活重心都集中在避免压力上。

现在我们已经知道，解决压力的办法并不是完全避免压力，而是定期中断压力，并且形成良好的抗压韧性。接下来我们心平气和地看一看压力有哪些好处，好让它为我们所用。这些好处主要源于急性压力，而不是长期的慢性压力，慢性压力会对免疫系统造成影响。在时机合适的情况下，急性压力是不会对免疫系统造成伤害的，实际上它还有积极影响。比如我们正在对抗细菌或者病毒的感染，那么这对我们的身体而言，就意味着压力。我们会进入"战斗模式"，大脑中特定的神经元会激活我们的脾脏，与我们的淋巴一起产生额外的自然杀伤细胞来消灭这些细菌或病毒。这样的短期急性压力和随之而来的肾上腺素飙升对我们不但有好处，有时候甚至是生存所必需的，这都是为了在生存斗争中取得胜利——只不过这次我们对付的不是猛犸象，而是细菌或病毒。

我们甚至可以自己达到这种效果。比如之前我有点感冒的症状，于是我泡了个热水澡——才怪，实际上我不但没泡热水澡，反而干了相反的事。"感冒了要洗冷水澡"，这种说法我们可能听过无数遍、见过无数次了，事实上，这种做法还真的是正确的。简单解释一下其原理：这个操作是有意引发一次急性压力应激反应，从而使身体分泌肾上腺素，让身体启动防御机制，开始与导致感冒的原因做斗争。

　　压力的另一个积极作用在于它可以让我们变得更加专注、更加警醒，让我们在一定的时间内更容易也更有效地集中注意力。你可能知道"隧道视野效应"[1]，在有压力的情况下，我们便会置身于"隧道"中，奥利佛·卡恩[2]就一次又一次地描述过这种体验。我们的压力反应是普遍的。不论是在心理上还是身体上，压力都会对任何攻击做出反应。由此可见，如果把有规律，尤其是短暂的压力反应分摊在几天或者几周之内，不但非常有益，而且是我们成长的重要动力。这样的压力我们不但不需要躲避，反而可以针对性地加以利用甚至去拥抱它们。

　　急性、短期压力的积极方面我们已经讨论了很多，不过，有压力时我们的身体里到底发生了什么呢？我们身体的中段——大概是从脖子到肚脐的位置——存在一系列神经元或者说神经元细胞，被称为交感神经链。不管什么东西给我们造成压力——比如墙上有只蜘蛛，收到了一封带来坏消息的邮件，消息提醒响了无数次，朋友遭遇了事故——这条神经细胞链都会立刻被激活，释放出神经递质，其中一种是被叫作乙酰胆碱的物质。乙酰胆碱会让大脑专注起来，让身体也跟着做出肌肉抽搐或者紧绷的反

---

1 隧道视野效应：一个人若身处隧道之中，那么他看到的就只是前后非常狭窄的视野。——编者注

2 德国著名足球运动员。

应。乙酰胆碱的释放会激活另一种类型的神经元，也就是节后神经元，它释放出去甲肾上腺素，之后，肾上腺素与我们腿部和心脏肌肉中的 β 受体对接。我们已经知道，去甲肾上腺素和肾上腺素在分子生物学上是类似的。总之，结果都是我们的血管会扩张，更多血液被泵入心脏，心率随之加快，整个身体进入警戒模式。肾上腺素同时会激活另一种受体，它的作用与 β 受体正好相反，它会让消化系统和泌尿系统——也就是所有在压力情况下不需要的器官——的血管收缩。举个例子来说，这种身体机制正解释了当我们感到压力大的时候会觉得口干舌燥的原因，因为我们的唾液腺被"关闭"了——唾液在压力较大的情况下不算非常重要，所以流向控制唾液分泌的唾液腺的血液也会变少。还有一个你应该也很熟悉的例子：在求职面试或者演讲之前，我们的双手和膝盖会发抖。这就是一种正常的生理过程，因为身体会在压力下对我们说："快做点什么呀！快逃！跑起来！赶紧跑！不跑就准备战斗！"然而在刚才说的情形下，这些当然都是做不到的，身体只能给出颤抖这种最低限度的反应。

轻松按下"清空压力"的按钮

我之所以讲得这么细，就是为了让你明白，在这样的情况下到底都发生了什么，从而让你可以更好地应用处理压力的技巧和计划。你已经知道压力什么时候能给我们带来帮助，也知道什么时候按下"清空压力"的按钮会更好。冥想是有帮助的，慢跑也有，但是一旦压力在关键的考试或者演讲之前突然出现，那我们又该怎么办呢？那就需要立刻能起作用而且用起来不复杂的工具。在这种情况下，最好的抗压工具就是那些植根于生理学的也就是直接作用于自律神经系统的工具。这里的"自律"并不意味着我们不能对它产生影响。事实恰恰相反，这些工具都是实时起效的。在这种情况下，不起作用的通常是对自己念叨"现在放松点"，或者别人对你说"别紧张，松快点"这样往往会让情况变得更糟。跟客户谈话的过程中，我这个观点总会遭到反对："可是这正是冥想原则的基础呀！要控制思想，告诉自己平静下来！"没错，可是我们现在谈的是必须快速见到成效的情况，而最快的方法就是激活我们在紧张的情况下全速运行的交感神经系统生理学上的对手——副交感神经系统。

　　副交感神经系统是通向我们"清空压力"按钮的大门，这扇门的钥匙就是"呼吸性窦性心律失常"。这个名字本身并不重要，重要的是它背后的原理。斯坦福大学的科学家对它进行过研究，并证明了控制我们呼吸的神经元与掌控自律神经唤醒、焦虑、压力的大脑区域紧密相关。而对我们来说，这意味着我们可以通过呼吸来影响大脑的活动。

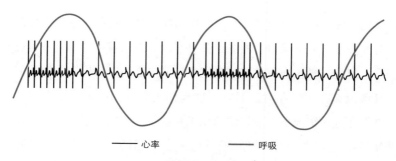

———— 心率　　　　———— 呼吸

呼吸性窦性心律失常

　　那我们要怎么做到这一点呢？我们利用的是大脑与身体之间的神经和生理联系，尤其是我们的横膈膜、肺部与心脏。心脏在有压力的情形下跳得更快，心率会更高，很多人都认为这是一个我们无法影响的进程，然而事实并非如此。从原则上说，吸气会让心率加快，呼气会让心率减慢，而我们可以把这个基本原则和交感神经系统与副交感神经系统的相互作用结合起来利用。每当我们吸入空气——不管是用鼻子还是嘴巴——我们的横膈膜都会随之收缩下降。横膈膜是一块由肌腱和肌肉组成的圆盘状组织，它位于肺脏下方，将胸腔和腹腔分隔开，"膈肌"这个名字就是这么来的。我们吸入空气，肺部扩张，把横膈膜向下推动，为心脏创造了更多空间，此时心脏也可以随着扩张，体积变大，也比吸气之前有了更多空间。

　　这种机制对我们的目标也就是快速按下"清空压力"按钮来说十分有价值。我们一起来再练习一遍：

吸气：

- 肺部扩张。

- 横膈膜下降。

- 心脏扩张。

- 血液循环减慢。

接下来要发生的事，我觉得相当迷人。我们心脏里有一组特殊的神经元——窦房结，它负责测量我们的血液流速。当血液循环变慢后，这组神经元会立刻发现，并向大脑发出信号。大脑接收之后，也会立刻向心脏发回信号，叫它运动得更快一些。于是心脏做出反应，开始更加用力地泵送血液，心率也随之增加。这种机制可以在两个方向发挥作用：如果我们想让心脏跳得更快，那我们只需要吸气比呼气时间更长、力度更大就行了；反过来，如果我们想让心跳减慢，就让呼气比吸气时间更长、力度更大。而减慢心跳正是我们在压力之下想要实现的目标。我们在这里也要活用大脑、呼吸与心脏之间的联系，只不过这一次是反过来的：

呼气：

- 肺部收缩。

- 横膈膜上升。

- 心脏收缩。

- 血液循环加快。

这时候，窦房结就要再次发挥作用了，它发现血液流速增加，把这个情况汇报给大脑，大脑发出信号，叫心脏泵送得慢一些，我们的心率也就下降了。我们呼气的时间越长，力度越大，心率就降低越明显。我们可以轻松地把这个简单又有效的原则用在面对压力的情况下，它主要有三个明显的优点：

● 呼气带来的反应是根植于神经的，也就是你早已掌握了的，你不需要刻意练习。

● 这个机制是实时生效的，你可以随时用它"关闭"压力，而不需要专门停下手里的工作。

● 周围的人不会留意到你在做什么，你甚至可以在大开间办公室或者会议室里这么操作（冥想就不行）。

既然你已经了解神经元的工作机制，那我们接下来就一起来看看活用这些机制的最佳技巧。这种"呼气强调式呼吸"（这个称呼当然来源于更长、更强力的呼气）有好几种不同的方案，下面介绍其中最有效的一种。

4—8—4 呼吸法

这种呼吸法要以舒缓的节奏用腹部而非胸部呼吸。首先用鼻子吸气，一边吸一边数到4。然后用嘴巴呼气，一边呼一边数到8，同时让肩膀放松。如果你只能数到3和6也没问题，随着不断练习，你呼气和吸气的时间肯定也会变长的。如果你觉得即便已经数到了8，肺里还有一半的气没有呼完，那就一边继续呼气，一边数到10……12……16……有些跟我一起练习了很久的客户甚至能数到 32，不过最开始数到 4 和 8 就够了。上面这个流程要重复 4 次，所以，这种方案叫"4—8—4 呼吸法"。这里呼气的时间是吸气的两倍，心跳也会随之减慢。

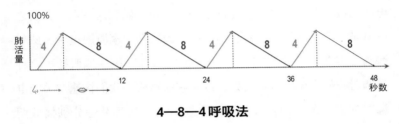

4—8—4 呼吸法

这种呼吸法是真正的"秘密武器"，因为它马上就能生效，只需要不到一分钟就能激活放松模式。它既不需要辅助工具，也不需要我们摆出特别的姿势，你周围的人肯定也不会留意到异样。而最重要的一点是，这种呼吸法我们不仅能在办公室里用，还能在散步的时候用（很简单，只要边吸气边走 4 步，边呼气边走 8 步），在机场或者购物的时候也能用。设想一下吧，下次再遇上排队，你不会再因为要等很久而恼火，而是轻轻松松地做着 4—8—4 呼吸法——你有效地利用了这段时间，做着对自己有好处的事情，你的压力更是不增反降。

双耳听觉式呼吸

我们在第二章里讲过一个实验，里面提到改变脑电波能够让睡眠更深。在这种情况下，我们利用的其实是脑电波的一个特点：它在压力之下的频率是15—30赫兹，放松模式下则是8—13赫兹，也就是说，它在放松时的频率较低。不过对于很多人来说，偏偏就是这种减慢的过程会构成巨大的挑战。要是能让脑电波变慢，我们自己也就能慢下来了。想要做到这一点，方法之一就是"双耳音调"。这是19世纪德国物理学家海因里希·威尔海姆·多弗发现的，"双耳音调"的"双耳"很好地概括了这种音调对我们来说的有趣之处，以及它能够成为我们快速"关闭电源"的方法的原因：我们可以在左右两边的耳朵旁分别播放两种略有不同的声音频率，比如左耳200赫兹，右耳205赫兹，这样就会在大脑中形成一个5赫兹的频率差。左右两耳之间的频率之差不能大于30赫兹，不然我们就会明显听到两个不同的音调。按照前面那个做法，我们听到的还是一个音调，但是它可以刺激我们的脑电波去迎合它的频率，从而实现使人平静的效果（这叫"大脑诱导作用"）。要是把双耳音调和我们的4—8—4呼吸法结合起来，就能体验到所谓的"双耳听觉式呼吸"的好处了。我推荐你在晚上使用这种技巧，它有一点儿像冥想，而且最适合那种做不来传统冥想的人。双耳听觉式呼吸非常有效，但是与纯粹的4—8—4呼吸法不同，它当然没办法在超市排队结账或者开团队会议的时候使用，但是它很适合下班回家、在阳台上短暂休息或者傍晚散步之类的场合。我的客户们对这种技巧的反响非常热烈，所以你不妨也试一试吧！双耳听觉式呼吸可以让你晚间"关闭电源"的过程提升到全新的水平。

2—1—6呼吸法

这种方法的英文名字是"Physiological Sighs",直接翻译有点奇怪,叫"生理性叹气"。早在20世纪30年代,科学家们就发现了这种叹气现象,时至今日,他们还在对其进行研究。例如,加州大学洛杉矶分校的杰克·费尔德曼就这样解释道:"叹气是一种深呼吸,但也不是主观、自愿进行的深呼吸。它以一次正常的吸气作为开始,但是呼气之前,我们还会多做一次深吸气。"一个人平均每五分钟叹息一次,这是一种自然的反应,尤其是在面对压力的情况下。而这正是我们这个方法的出发点,虽然费尔德曼指出叹气是一种无意识进行的深呼吸,不过也不是非得这样不可。我们也可以有意识地进行叹气,并且活用它的效果。

● 首先,通过鼻子吸气两次,第一次吸气的时间要比第二次吸气的时间长一倍(2—1)。

● 然后用嘴呼一口很长很长的气,大概要持续从1数到6那么长。大概是这样的:吸气,吸气,呼——气……这种呼吸法就叫"2—1—6呼吸法"。

你会睡觉吗？

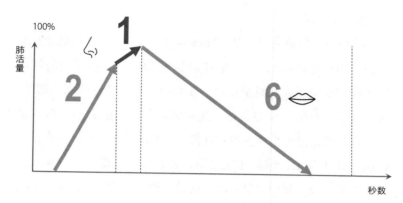

2—1—6 呼吸法

我们探讨的究竟是一个什么现象呢？我们的肺由左右两个大型"气囊"组成，这两个气囊上还有上亿个更小一点的"气泡"（也就是肺泡）。一般来说，如果我们感受到压力，这些气囊就会塌陷、收缩，导致血液中的二氧化碳水平上升，我们也会随之变得焦躁不安、情绪激动，甚至浑身发抖。而刚才说的那多出来的一次短暂的吸气过程，可以让收缩的肺泡重新鼓起来（它们的总面积有一个网球场那么大），之后我们再长长地吐出一口气，就会把大量二氧化碳从我们的血液和身体中释放出去。这种做法的效果立竿见影，我们马上就会放松下来。采用这种技巧，我们也利用了大脑、肺部和身体之间的生理与神经联系，以及一种深深植根于体内的反射——只不过这一次是有意识去运用的。

我们在哭的时候，也能体会到抽泣带来的令人平静的效果。

不过我还是更喜欢用2—1—6呼吸法这个称呼，因为这种技巧和悲伤、叹气并没有关系，反而非常适合应对各种形式的急性压力，甚至是恐慌或焦虑。现在我还能想起一个很好的例子。当时，我正在外面遛狗，看到另外两个遛狗的路人出现了矛盾：一个人带的德国牧羊犬突然开始攻击另一个人的可卡犬，两位狗主人立刻气急败坏地进入战斗模式。虽然我自己的狗没有参与其中，但是我的紧张情绪也被触发了，我开始心跳加速，手心冒汗。于是，我马上用了2—1—6呼吸法，上升的热量和压力瞬间完全消失了。能够发现这一点——这也需要遇到紧急情况才行——实在是一个很大的启示。顺便提一句，其实我说到的所有"关闭电源"的方法都是这样的，比如你一边放松地躺在沙发上或者轻松地在公园里散步，一边尝试我们提过的某种技巧，那你都会留意到它发挥了作用，只不过不像上述情况那么强烈罢了。不过，你不应该低估这些技巧在压力大的情况下的效果，只有在压力大的情况下，这种呼吸法的力量才得以体现，我在之前说过的情景里亲身体验过，压力大和压力小的情况下，效果的差异是无比巨大的。

2—1—6呼吸法在我们应对所有急性压力时都能有所帮助，不论我们面对的是考试、重要的晚餐、第一次约会还是关键的比赛。在急性压力之下，我们很难有意识地用思想去控制头脑，就像伸手在迷雾里乱抓。而2—1—6呼吸法可以绕过这个问题，在不需要动用头脑的情况下驱散"迷雾"。只要重复一次、两次、三次，你就可以恢复正常行动了。它还能帮助你规避自发反应——这样的反应可能会让情况进一步恶化。设想一下，假如你的儿子或女儿把你搞得焦头烂额，你们开始拌嘴，你觉得火冒三丈……来，边吸气边数到2，再吸气数到1，再吐出一口长长的气，边吐气边数到6。于是，虽然那句伤人心的话已经冲到你嘴边，但你还是忍住了，没把它说出来——假如你真的说了，日后很可能会后悔。设想一下，你跟自己的老板发生了类似的冲突，你如果活用这一招的话，能规避什么样的后果？

 @adamlifestyle：亲爱的克里斯，你上次教我的那个睡前"吞咽式呼吸"的小妙招实在太好用了，简直是给了我一件最趁手的工具。过去的几十年里，我一直睡不安稳，现在我终于可以每晚都安稳地睡上6—7个小时，一觉睡到天亮了。我现在感觉特别棒，真是太感谢你了！🙏

总有人问我，这些呼吸法以什么频率使用比较合适？能不能同时运用其他技巧？用得太频繁会不会有风险？答案是否定的，这种风险并不存在，你最多会觉得非常放松，甚至几乎可以说是有些疲惫——而这正是我们说的持续性压力调节和控制对深睡眠十分重要的原因。顺带一提，这个问题我会在第六章探讨"更快、更轻松地入睡"的部分进行更多阐述，那一章的讨论也是建立在我们现在所学内容的基础上的。

转到全景视觉

这些呼吸法肯定会有很大的帮助，接下来，我还要告诉你另外一个策略，它能够更好地提升这些"关闭电源"放松呼吸法的效果。小小地剧透一下：它与光学和大脑中那些我们讨论这些话题的时候一般不会想到的区域有关。

激烈争吵之后看到男友发来的短信，脉搏逐渐变快；收到银行对账单，上面全是赤字，呼吸急促起来；离婚律师来信了，心跳快得像气动风镐……我还能继续列举很多其他的让人感到有压力的状况，不过，不管是什么情况，都有两个共同点：一是引发身体的压力反应；二是它们实际上都与视觉有关。你能猜猜是为什么吗？

将这些情况和压力联系起来的确实是光学，但是光学和压力有什么关系呢？关系可多了。这是因为，我们的眼睛不仅与大脑相连，更是大脑的一部分——这一点你在上一章应该已经读到了。在人类进化的过程中，眼睛在颅骨中成了某种"前哨站"，这是为了更早地识别危险，并且使我们更快地做出反应，单纯依靠触觉的话就太慢了。由眼睛感知的威胁与压力反应之间的神经元联系可以很好地验证这一点。前面说到，读短信或者信件时出现的压力反应也是与眼睛的变化相结合的，我们不仅会脉搏加快、双手颤抖，瞳孔也会放大，晶状体位置同时也会发生变化。我们的视野会因此变窄，集中在眼前的事物上。这就有点像智能手机的"人像模式"——使背景模糊，聚焦于人像上。得益于瞳孔间距的缩小，我们的两侧眼球会略微转向鼻子的方向，让我们直接聚焦到压力的来源上。眼下所有其他事情都不再重要了，只有压力源才重要。从前猛犸象朝着我们的先祖冲过来的时候是这样，如今我们看到白底红字的账户赤字的时候也是这样。所谓的"焦点视觉"是一种古老的"遗产"，是由压力源触发的神经元连接机制，它会激活交感神经系统，从而让我们切换到压力模式。

就像我们之前看到的一样，这个机制也是可以被控制的，这意味着我们在遭遇压力的情况下可以主动运用它来调节自身的反应。你应该已经猜到是怎么回事了吧？没错！就是转动集中的目光，把它扩张到全景视野。当然，我们也可以说是从"隧道视角"转到"远景宽视角"。而且最好是将全景视野与2—1—6或者4—8—4呼吸法结合起来用，效果也是很棒的。

越频繁练习越好

冥想和其他放松练习可能也是很有价值的，如果这些操作对你有好处的话，那你当然可以继续。要是你没有时间练习冥想，或者对冥想这种东西就是不感兴趣,我们现在学到的这些技巧就可以用作紧急情况下的补充方案。它们在日常生活中运用起来很轻松,而且你只需要运用身体中已经存在的东西,所以这些技巧才会如此简单、有效。它们不仅能在我们面对急性压力的情况时帮助我们,还能锻炼我们的抗压韧性,所以这也是通往深睡眠的道路上的里程碑。因此,我建议你将这些方案和练习纳入日常生活,这么做主要有两个好处:一是你可以为可能出现的紧急情况提前练习;二是你的抗压韧性可以得到持续性的训练。每个运动员都知道,比赛和训练之前进行热身十分重要,因为这样可以避免受伤、让身体达到一定的温度,对于提升柔韧性和灵活性也有帮助。

在日常生活中,我们总是要一次又一次地中断、关闭压力。人类于进化过程中创造出一种应对威胁的压力反应机制,也就是"战斗或逃跑反应"。然而,如今很多人依然觉得自己处于"战斗或逃跑反应"之下,尽管这种机制在特定的状况下可能对我们是有帮助的——不论是跟同事发生冲突还是为了即将来临的截止日期拼命工作,然而它要是成为永久性的状况就有点危险了。我的很多客户,从被闹铃吵醒那一刻开始就感觉压力开关被触发了,并且压力会一直持续到深夜入睡为止。这种情况日复一日、周复一周,有时候甚至会持续几个月、几年乃至几十年。在这一点上,压力,尤其是慢性压力,不但肯定对我们没有帮助,反而有害,它会损害我们的生长和再生,危及健康和康复。慢性压力是我们社会最大的负担之一。

一再出现的短暂压力是有益的，但是长期存在的压力就是有害的。那么，问题来了，多少压力、持续多久、在什么时机出现对我们来说才是最合适的呢?

这些问题直接关系到你一整天的时间安排以及如何把之前所学的技巧全部整合。原则上说，运用这些技巧很容易，只要你花点时间，就几乎能在所有情况下运用。但是，如果你要连续开一个接一个的会，该怎么办? 或者你有三个孩子，这个刚睡着，那个就醒了，这么来来回回地折腾该怎么办? 如果你总是需要轮班或者上夜班，又该怎么办?

解决的办法就是你的超昼夜节律。如果一个节律的周期长度短于一天，它就叫超节律。这个长度可能是几小时，也可能是几毫秒。具体来说，这意味着你应该每过50到90分钟休息一次（也可以是时间很短的休息）。具体的间隔时长取决于你用脑的强度，也就是你的认知负荷有多高、身体活动有多剧烈。诚然，如果你是建筑工人或者按摩师，你当然会有心理上的压力，可是从事体力工作同样也会缓解这种压力。如果你一整天几乎都在进行视频通话，那你休息的间隔就不应该太长，我个人的建议是，每隔50到55分钟休息一次，每次休息2到5分钟就够了。这段休息时间里，最好什么东西都别看，也别看电子屏，而是练一练4—8—4呼吸法，这会大大降低你的压力水平，提高你的深睡眠质量。

你可能还要说:"看看我的日程表,实在没机会安排呀!"没关系,想想那些烟瘾很大的人,他们可是不管多忙都能到门外去抽一根烟。我还记得一位客户的故事,这个故事清楚地告诉我,所有人都能安排这种短暂的休息。这位客户一直饱受严重的深睡眠问题困扰,疲惫不堪,心力交瘁。后来,他得了糖尿病,突然就要开始定时休息并注射胰岛素了。他安排好了吗?当然没有。但是这事关他的身家性命。这种短暂的定时休息对我们来说,虽然不至于攸关性命,可我们的深睡眠仰赖于此;同样与它紧密相关的还有我们的能量水平、绩效表现、健康以及生活质量。请相信我,我见过很多认为自己不可能抽出时间休息的客户,但是,他们最终都再也无法想象没有休息的日常生活了。

持续性压力

到目前为止,我们已经了解了压力积极的一面。我们了解了天生的工具,我们可以运用这些工具在面对急性压力的情况时立刻转换状态。这些工具不需要太长的准备时间,而且随时随地都能发挥作用。但是,如果不是因为某个具体的状况,不是短期的暂时性压力,而是持续几天、几周甚至几个月的压力呢?如果那种甚至算不上慢性压力的中等时长的压力影响到我们生活的所有领域呢?如果我们因为截止日期、考试、糟糕的经济状况之类的原因，再也没有精力出门、购物，连做最简单的事情都感觉无比困难呢？这些信号非常容易辨认，它们表明我们已经到达极限了。

有了前文说过的工具，我们就有了提高抗压韧性的方法。另一个非常有效的方法是从根本上提升我们的压力耐受度。在这个过程中，我们也会用到这一章里学到的生理学与神经科学知识。我们不仅需要知道如何为身体"减压"，也要知道该怎么有意识地对它施加压力。我们可以有针对性地利用这一点，一方面进行应对紧急状况的训练，另一方面在根源上学会如何保持思想的平静与放松。

我们知道很多种给自己施加压力的方法。冷水疗法是很有效的，我们不一定要泡冰水，也不用光脚在雪地上跑，哪怕只是洗个60到120秒的冷水澡，身体也能释放足够的肾上腺素，进入交感神经活跃状态。还有一个特殊的方法，刚好与我们之前学过的强调呼气的呼吸法恰恰相反，是强调吸气的呼吸法，也被称为"Tummo呼吸法"，它更为人熟知的名字则是"维姆·霍夫呼吸法"。荷兰人维姆·霍夫是冷疗和呼吸技巧领域的大师之一。这些技巧都是为了更好地强化并控制自身的神经与免疫系统。这个呼吸法叫什么名字并不重要，重要的是它的基本原则，它不像强调呼气的呼吸法那样强调呼气，而是更强调吸气。你需要尽可能长时间、尽可能用力地重复吸气动作，有意识且有所控制地过度换气，重复30到40次，然后尽可能长时间地屏住呼吸。这么做可以使身体内释放肾上腺素，让血液的pH值在短时间之内上升，这对免疫防御和对自律神经系统的控制有积极作用。在用这种方式给身体施加压力的同时，我们也要努力让自己的头脑保持冷静。比如一边冲冷水澡，一边练习全景视觉，这样做的效果立竿见影。只要按照这种方法训练，我们很快就会发现，以往把我们逼到极限的压力突然变得可以应对了。这改变了我们的整体压力耐受度，让我们对压力的抵抗力从一开始就很强。

很多人只有在陷入困境以后才会采取行动，或者试图彻底消除生活中的压力。但是，这往往是不可能做到的，更没有必要，也并不理智。不要等待生活中的压力变得更小，更不要浪费时间与精力去规避压力。不如反过来，学着应对压力、引导压力，甚至是利用压力。不是你随着压力起舞，而是要让压力随着你的节奏共舞！

每次我做起4—8—4呼吸法练习（我每天都要做15到20次），或者有意识地给自己的身体施加压力时，我都会想起导师沃尔夫冈用F1比赛给我上的那一课。我脑中总会有些关于如何运用并处理压力的点子灵光一闪，我也总会一再想起我的那个顿悟时刻——那个我一下明白了一切的时刻：不是踩刹车就一定会变得更慢，不是踩刹车就一定会输。只有会踩刹车才能开得更快，只有会踩刹车才能赢得胜利。

本章要点

1.生活就像赛车,想要赢得比赛,你不仅需要踩油门,还需要踩刹车。起决定性作用的因素正是交感神经系统与副交感神经系统之间的切换。

2.压力并不是我们必须摆脱的远古遗物。我们需要压力,只不过我们一定要学会如何应对。

3.能让我们忘记压力的,不只有冥想。日常生活中,处理压力的操作往往需要更快一点,我们的呼吸为我们提供了按下"清除压力"按钮的机会。

4.压力本身不是问题,持续性压力才是。巧妙地安排一些短时的休息有助于解决这个问题。

5.几种激活"平静模式"的重要工具:4—8—4 呼吸法、2—1—6 呼吸法、双耳听觉式呼吸。

整个系统的强度取决于
其中最脆弱的部分。

第四章

深睡眠杀手

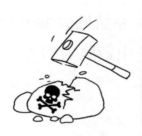

除掉"深睡眠杀手"

你听过"我不知道的东西就伤不到我"这句话吗？我猜你肯定听过，而且这句话往往是对的。不过，对于我们的睡眠而言，这句话只在有限的范围内成立。睡眠研究的一个核心发现是，我们的潜意识能够留意和获得的信息实际上比我们有意去感知的更多。从这个角度讲，很多事情都会影响我们的睡眠，我们第二天早晨却对此一无所知，但我们的潜意识能很好地留意到它们。所以，在通往深睡眠的道路上，最重要的步骤之一就是了解到底有什么会阻拦我们的深睡眠，也就是了解所谓的"深睡眠杀手"。要是能辨认并消除它们，我们就能摆脱获取良好睡眠和更多能量的最大威胁。最好的一点是，这些深睡眠杀手可没有我们想象得那么强大。只要了解它们的策略，几个小妙招就能干掉它们了。

深睡眠杀手是能量"强盗"，并且隐藏得很深，而且讨人厌的是，其中一些把自己伪装得很好，看起来反而更像能量"助推器"。所以，关键就在于了解它们如何在化学和物理上发挥作用，一旦我们理解了这些原理，破解了它们的秘密，就能很容易地用不会为深睡眠之路造成阻碍的替代品来替换这些"杀手"，为清晨和全天的能量饱满扫清道路。

其中一个决定性的原则就是所谓的"最小原则"，从这个层面来说，"最小原则"意味着每个系统的整体强度都是由最薄弱的环节决定的。就像长度不同的木板拼成的木桶，桶里能装多少水，取决于最短的一块木板的长度，水位要是超过这个长度，水就会流走。你可能把很多事情都做对了，但是只要有一个深睡眠杀手存在，就足够给你的整个睡眠系统带来负面影响。所以，为了避免这种情况，我们要把最危险的深睡眠杀手——"深睡眠"这个水桶上最短的一块木板——找出来、解决掉，这样我们的整个深睡眠质量才能更上一层楼。

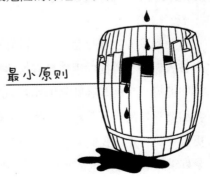

最小原则

这一章接下来会探讨一些具体的"路障"，根据我的经验，它们不但是大多数人都会遭遇的障碍，也是最高、最难越过的障碍。注意：你在接下来的几页中读到的很多东西，可能多年以来都属于圆满生活的一部分。不过不用担心，我并不是让你放弃这一切，恰恰相反，我要的只是与你一起充满能量和力量地享受生活。为此，理解某些习惯对我们的身体而言究竟意味着什么就显得至关重要了。比如其中一些习惯会让我们丧失宝贵的深睡眠时间，有时失去的只是几分钟，有时候则是好几个小时。这就是现在最重要的一步。我们出发吧！

> **脑海烙印6**
> 有些东西虽然不会把你吵醒，或者不会影响你入睡，可是这并不代表它们就对你的（深）睡眠不构成干扰。

饮酒有助于入睡，但是……

一提到养生和疗愈，几乎没有什么东西像酒精和香烟一样总是被人诟病，道德的手指最喜欢冲着酒瓶和烟盒指指点点。但是你知道吗？我根本不想把酒精从你的身边夺走，也没有这个必要。我们要学习的是不会对我们的深睡眠构成威胁的最佳策略，还有更重要的一点，我们要研讨为什么在一天中的早些时候喝酒反而是好事，既不会产生负罪感，又不会对深睡眠造成影响。

对于我们之中的很多人而言，酒精是生活中的一部分：训练过后和伙伴们一起来点啤酒；与好友在午后小聚，趁孩子们一起玩耍的时候喝一杯起泡酒；漫长的一周终于过去了，周五晚上和朋友或伴侣一边做饭，一边开一瓶葡萄酒；在一个极其紧张、忙碌的工作日下班后，为了庆祝或者放松，跟同事们在酒吧喝一杯……对于很多人来说，酒精是聚会或者放松不可或缺的东西，甚至对于入睡也是。在我们这个社会里，酒精可能是最受欢迎的助眠工具。

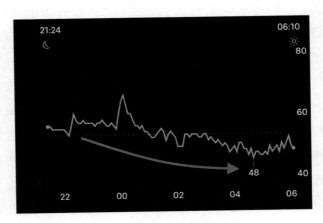

摄入酒精之后的静息心率

"嘿，只喝一小杯，我就会觉得困，很快入睡。"大多数人对这句话都不陌生。而且事实确实如此，酒精确实能缩短我们所谓的"入睡潜伏期"，也就是入睡所需的时间。所以这听起

你会睡觉吗？

来好像是一笔好买卖：稍微喝一口小酒，不但味道不错，还能让我们放松下来——我们不会像某个电池广告里的玩具兔子一样躁动不安、来回折腾，酒精能帮助我们更快入睡。没错，酒精确实不健康，一瓶啤酒的热量差不多和一顿简餐一样多。可是，如果我喝了它，就能得到更多的睡眠，那也算是划得来了，不是吗？其实并不尽然。问题的关键在于，喝了酒，我们确实可以更快入睡，可是这样得来的睡眠并不比不喝酒的时候更深。简单来说，这笔"买卖"其实是这样的：这相当于血液中的酒精含量与深睡眠时间对抗，一边的量越大，另一边的量就随之变得越小。

　　酒精之所以能缩短入睡需要的时间，主要是因为它是一种镇静剂。在睡眠方面，酒精的作用与安眠药确实十分相似。安眠药物会与大脑中的受体对接，阻止脑细胞发出电脉冲。听起来好像对我们没什么伤害，不过，这会限制大脑的基本功能，而这带来的后果，我们之前也看到了。酒精是一种神经毒素。著名的神经科学家兼睡眠研究者马修·沃克在他的《我们为什么要睡觉》一书中清楚地阐释了这一点。沃克在书中如是警告："酒精会麻醉你，让你无法保持清醒，但它并不能带来自然的睡眠。饮酒后的脑电波活动与自然睡眠的人的脑电波活动并不一致，饮酒后入睡，更近似于一种轻度的麻醉状态。"

　　虽然喝了酒的人确实可能入睡更快，但我们得给这里的"睡眠"打个引号。因为喝过酒之后获得的睡眠并不是真正的睡眠，而是一种麻醉状态。这可能导致各种后果，酒精会激活交感神经系统，使我们的神经系统进入压力模式，从而在几个方面对我们的夜间休息产生影响。一方面，压力模式让我们无法持续地保持深睡眠，简单地说，每当我们即将沉入深睡眠之中，酒精都会把我们重新拽回浅睡眠那充满压力的状态，就像我们腿上拴着一根绳子去潜水，每次刚要下潜都会马上被拽回去——即使不是潜水员，也能明白这意味着什么。这会让我们无法获得足够的深睡眠。另一方面，过量饮酒，尤其是持续多年的过量饮酒，还有可能造成破坏性的后果。大脑损伤就是缺乏深睡眠可能造成的后果之一，而且还是很严重的一个。这么一来，我们的睡眠就完全是碎片化的，我们在上一章里了解到的自然睡眠阶段早已不复存在。而且问题在于我们自己往往意识不到这一点。我们会不时清醒过来，但是清醒的时间又太短，我们甚至都不会恢复意识（这就是所谓的"微觉醒"）。因此，如果要列举影响睡眠的要素，那么酒精很明显是一个典型例子。此外，每个醉酒过的人都知道第二天早晨醒来会觉得多累。因为酒精使我们脱水，酒后早晨醒来那种"宿醉"的感觉就是这么来的。我们的整个身体——包括大脑——都会脱水，这也对睡眠有负面影响。

　　关于酒精的测量结果十分清晰地表明，酒精也会对大脑活动产生影响。很多人其实都知道这一点，因为他们喝了酒之后，半夜会突然醒来，而且他们知道自己醒了。这意味着我们的身体收到了错误的信号——"工作结束，该起床啦！"而对睡眠节律的完整而言至关重要的生物钟，可以说是被短暂地"调错了"。还有一个现象，我们也很熟悉，就是喝了酒，我们总会突然迫切地想上厕所。这是因为酒精会抑制抗利尿激素的分泌，这种激素是由大脑中下丘脑的神经细胞生成的，它对控制我们体内的水分平衡而言十分重要。如果我们喝了酒，那么这种调控作用就会受到影响，尿意随之增强，我们也就会相应地更频繁也更急迫地想上厕所。

除了上述影响，还有很多我们相当熟悉的影响。比如喝了酒会出汗。酒会让我们的体温升高——至少是暂时升高，还会影响我们呼吸的频率，很多人应该都对室友醉酒以后的呼噜声不陌生，这是一个看得见、摸得着或者该说是听得见的信号。最重要的是，酒精会阻碍我们的深睡眠，因为它让我们的大脑持续工作。我们体内的酒精必须被分解，这个过程中会形成一些化合物，也就是醛类和酮体，还会抑制酮体代谢，导致酮体在体内积累。你可以把这个过程想象成在垃圾厂里焚烧垃圾，总会留下一些残余的东西，而换成大脑和酒精的情况，这留下来的东西就是醛类和酮体。而醛类是我们快速眼动睡眠的大敌，甚至可以说，它会彻底阻断我们的快速眼动睡眠。

综上所述，酒精不但会产生长期的严重影响，即使是较短时期之内的影响，也可能非常严重。比如我们努力工作或者学习了很长时间，然后就像我们常说的一样，得让自己"重启一下"，所以我们就出去喝了一杯。这看起来非常轻松、随意，但是实际上我们的大脑真的按了"重启"键，我们会遗忘比如之前两到三天努力学习的一部分乃至全部。很多实例已经充分证明了这一点。这背后的原因是，我们需要快速眼动睡眠来永久性地储存想要记忆的东西，不论是人名、公式还是外语单词。没有快速眼动睡眠，也就没有"记忆睡眠阶段"。因此，如果你正在为了考试或者演讲而努力工作并在两天之前这么放纵了一下，那你其实就是按下了"重启"按钮，所有的数据、资料和知识点都无法储存在你的"硬盘"上了。所以，从这个角度说，不仅是考试或者演讲前一天晚上的睡眠很重要，之前的几个晚上也同样重要。哪怕你之前已经做好了所有准备，不但努力学习了，还睡了个好觉，但是酒精的影响开始于考试或者演讲前一天之前，并且延续至考试或者演讲之后，这也是它最"狡猾"的地方。

那么，想要拥有健康睡眠，是不是应该完全杜绝酒精的摄入呢？不尽然，这取决于饮酒的频率和时间。如果你想来上一两杯，那你就应该尽早喝，别等到太阳落山以后。这听起来有点反常识，而且在绝大多数时候还会招来反驳："这算哪门子喝酒？"可是从睡眠和身体恢复的角度看的话，这其实是最明智的做法。还有一个小建议，我的许多客户都很喜欢把"来一杯"留到有重要社交活动的时候，把它当作自己偶尔一次的享受，这样其实乐趣更多。也就是说，我们不要让酒成为每天能量下降的原因，而是要掌握恰当的频率来享用，这样我们不仅能放松、享受，也不会因为经常喝酒而丧失宝贵的深睡眠时间。

"晚上喝一杯意式浓缩咖啡也不算事儿……"

很多人习惯晚餐时喝一杯酒，有些人则喜欢饭后来一杯浓咖啡。不知道为什么，吃过香喷喷的意大利面，似乎就该喝一杯意式浓缩咖啡。不过，不管怎么说，晚餐后短时间内喝一杯很浓的黑咖啡，对很多人来说，都只是感觉舒服又提神而已。我经常听见客户说："嘿，克里斯，没问题的，我晚饭以后也能轻轻松松地喝杯意式浓缩，即便喝得很晚也没事，我还是能睡得像小婴儿一样。""你这话我当然信了。"我总是这样回答。但是，这么做依然会对深睡眠造成干扰。而且我得再重复一次：入睡顺利，夜间也不容易清醒，并不意味着我们的深睡眠就足够了。

没错，很多人即便喝了意式浓缩咖啡，也不至于躺在床上盯着天花板很久都睡不着。只要我们足够疲惫，那么即便体内有咖啡因，我们也会很快入睡。此外，遗传也起着一定的作用，有些人代谢咖啡因的速度天生就更快一些。然而，我要引用一句针对咖啡十分严苛的评价："晚上喝一杯咖啡，对你的深睡眠的影响相当于衰老25年。"马修·沃克这句话的依据是加州大学伯克利分校的一项研究。该项研究对大脑中的电信号进行了测量，研究人员得到的结论是，大约200毫克的咖啡因——差不多是一杯浓咖啡的量——就会让深睡眠的质量降低20%，这确实相当于衰老了25年。另一项实验展示的结果更残酷：实验组的成员们只是早上7点半之前喝了一杯咖啡，之后再也没有喝，然而，当把他们的测量结果与使用安慰剂的一组进行对照时，研究人员发现实验组成员的深睡眠减少了10%以上。我要再次强调一下，咖啡是早上7点半之前喝的，而不是睡觉之前。

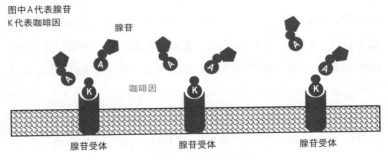

腺苷的吸收与咖啡因

　　一杯小小的意式浓缩咖啡就能这么快地带来改变，真是太神奇了，是不是？为什么这种很多人最爱的热饮、大家早晨的救星会带来这么大的影响？为什么咖啡会有这样的效果？因为咖啡含有咖啡因，而咖啡因对腺苷而言就像"静音"按钮。你还记得吗？在第二章里，我们谈过腺苷这种分子是（深）睡眠的驱动力之一。咖啡因的化学结构和腺苷相似，它假装成腺苷，并跟踪腺苷受体。因为化学结构类似，所以咖啡因不局限于跟踪腺苷受体，还会直接阻断受体，从而阻止真正的腺苷与受体对接。在这种情况下，咖啡因可以说是一种假的腺苷，它与真正的腺苷有决定性的区别：它对受体并没有具体和直接的影响。然而，正如我们大家都很熟悉的情况一样，咖啡因确实会有间接的影响。因为腺苷被阻断了，它的作用会弱化或者完全被消除。这么一来，神经系统会受到刺激，心脏与新陈代谢也会受到刺激，血压和体温随之上升。我们之中的很多人肯定对这种现象不陌生：会议一个接一个，然后还有一个电话要打，得来杯咖啡才行——然后突然觉得胃疼、出汗、手抖，甚至可能心跳加速。这一切都是因为咖啡因的刺激作用，这是咖啡最基本的功能，也是它对很多人来说不可或缺——至少看起来不可或缺——的原因。

咖啡因的刺激能力，也就是来源于阻断和刺激的效果，让我们得以在漫长的工作日或者因宝宝吵闹不能入睡的夜晚坚持下去，它帮助我们在打个没完的视频通话和一直持续到考前最后一分钟的准备中保持清醒。

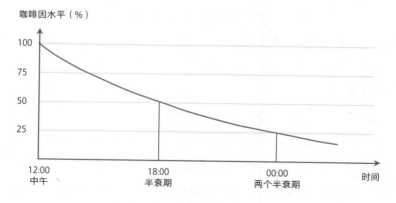

随时间变化的咖啡因水平

　　摄入太多咖啡因的代价，尤其是长期代价，不应该是我们这里详细探讨的话题，我们也没必要把咖啡完全放弃。不过我还是想多聊两句为什么咖啡对睡眠有那么大的影响。那当然是因为咖啡因——真是一点都不意外。咖啡因不仅与腺苷非常相似，更重要的是，它还是一种真正的持久性物质，即便我们感觉累了、困了，做好了上床睡觉的准备，咖啡因依然留在我们的体内。所以我们能够入睡并不意味着咖啡因就不发挥作用了。研究表明，咖啡因的半衰期相当长，差不多是5到6个小时。那么，假如我们在晚上6点喝了一小杯意式浓缩咖啡，午夜12点上床睡觉，应该就没问题了，是吧？不完全是，因为半衰期的意思是，身体需要5到6个小时来分解一半的咖啡因，而另一半依然停留在体内。6个小时之后，我们的身体分解了50%的咖啡因，又过了6个小时，分解了75%，以此类推……左页图已经表达得很清楚了，如果你中午12点之前喝了4杯咖啡，那其实和晚上6点喝两杯，或者午夜12点喝一杯效果是一样的。而这些都会以深睡眠受影响为代价。晚上6点那杯迟来的咖啡自然是这样，比这喝得更晚的情况就更是如此了。喝了咖啡，你可能还是能睡着，而且能睡上一整夜，但是深睡眠的时长是有损失的，夜里恢复的状况也比原来要差。那这么做的后果是什么呢？你肯定也猜到了，没错，你需要更多的咖啡来提神，你就会进入所谓的"咖啡因循环"！

　　对咖啡因造成的影响进行评估是很重要的，它是我们获得重要深睡眠策略的基石。咖啡因问题其实和酒精问题有些像，只不过二者有一个非常本质的区别:有一些研究与实验表明,咖啡因其实是有积极作用的。与此相关的科学辩论依然在进行,这确实令人振奋。因为包括美国化学学会的科学家在内的诸多研究人员都有一个有理有据的假设,即咖啡豆含有对人类十分有价值的抗氧化剂,抗氧化剂是自由基清除剂,它可以防止所谓的"氧化应激",这种应激可能造成严重的细胞损伤。咖啡豆像蔬菜和水果一样含有抗氧化剂,因为很多人蔬菜和水果吃得太少,咖啡却喝得很多,所以对他们来说,咖啡成了这种重要的自由基清除剂的唯一来源。如今的讨论主要围绕着一个决定性的问题:这种延长寿命的效果到底是由咖啡因决定的还是由咖啡豆中的抗氧化剂决定的?用无咖啡因咖啡进行的实验表明,似乎咖啡豆本身才是决定性的抗氧化剂来源,不过对于这方面还没有定论。

不管怎么说,喝咖啡不仅仅是一种爱好、一种享受、一种提升能量的手段——至少是短期提升,它还具有抗氧化方面的优点。就这一点而言,适当地喝些咖啡是绝对没有问题的,而且它从各种角度说,都是生活质量的保障之一。对绝大多数人而言,每天不超过400毫克的咖啡就没什么大碍,换算过来大概是2到4杯(取决于咖啡的浓度)。最关键的就是喝咖啡的时机,我们可以在距离睡觉还有8到9个小时的时候放松一下,喝完这一天最后一杯咖啡。很多茶、能量饮料或者凝胶(运动员们要注意啦!)往往是含有咖啡因的,黑巧克力和加巧克力碎的冰激凌也含有咖啡因，只是含量通常远远低于400毫克。不过直截了当地说，大半夜来场巧克力蛋糕狂欢能带给我们的只有最多的卡路里和最少的深睡眠。你当然可以这么干，不过你也应该知道后果。

"运动就是谋杀"

这话当然不对，可运动确实能成为深睡眠杀手。我知道这听起来非常荒诞，毕竟我自己过去就是竞技体育运动员，我的很多客户也都来自这个领域。可是正因为是这样，我才知道这个观点虽然惊人，却真实，运动确实可能成为深睡眠道路上的巨大障碍。

当然，运动对我们的身体与健康而言是必不可少的，更是一种对抗垃圾睡眠的手段，只是我们需要遵循一些简单的原则。关于如何最好地将运动与深度睡眠结合，我们稍后再讨论。现在我们要探讨的是与此相反的情况，也就是把运动看成睡眠的绊脚石。没错，（为了睡眠）我们需要的，不仅是大脑觉得累，还得让身体也觉得累。尤其是40岁以上的人群，如果他们经常锻炼，在各方面都比较活跃、好动，那么他们与不常运动的同龄人相比，平均深睡眠时长就会更多。但是，运动这件事也在于把握时机。我说的可不是运动中的时机，不是何时击球、何时跳起投球或者什么时候改变攀岩的姿势。这个时机必须要合适，而且要准时，还要考虑什么时候跑步、什么时候玩耍、什么时候跳舞。

我们的身体会在运动过程中释放各种信使物质，比如内啡肽，它也被称为"幸福激素"。当我们感到实在无法再忍受下去，有了"顶到了嗓子眼儿，喘不上气"的感觉，信使物质就会发挥作用。内啡肽能为我们额外注入一些前进的动力，所以，这种内源性激素确实是很棒的东西。更重要的是，它不仅仅在体育活动中产生积极影响，还对情绪有提升效果，而且这种效果是纯天然的。

从中期效果看，内啡肽似乎对我们的压力感知也有积极影响。但是从短期效果看，内啡肽则会给我们的身体"加压"，因为身体会被它激活，我们的心率会维持在高水平，体温也随之上升，不过这往往不会被我们注意到，尤其是在我们不再出汗的情况下。心率与体温的升高会让我们难以入睡，这也是我把运动算作障碍的原因，我们从而更难快速进入早期深度睡眠。因此，睡前一小时在跑步机或者健身房里艰苦训练，会直接影响我们第一个深睡眠阶段，使我们进入深睡眠的时间推迟。

所以，这算是为懒人的生活方式进行辩护吗？当然不是。运动对我们的深睡眠还是很重要的，关键在于锻炼的时机。一个经验法则是，在临睡前的3个小时之内，我们的心率不应该超过每分钟125次。所以，如果可能的话，我们最好在上午或者午休时分安排比较激烈的锻炼，因为这不仅对我们的身体状况有好处，对我们的光线平衡——稍后会详细说明——也有好处。傍晚时分，身体素质比较好的人可以做些柔和的慢跑运动，身体素质没那么好的人则可以做些快走或者轻度拉伸之类的运动，这些都是非常理想的选择。但是，如果早晨下起了瓢泼大雨，中午又得去学校接孩子、做午饭，同时这一天其他时间的压力也特别大，所以就是想在傍晚稍微快跑一阵的话，又该怎么办呢？那就跑吧！只来这么一次不会让世界毁灭。这时，你只需要注意喝足够的水，并且补充电解质，这样就不会在睡眠中脱水了。此外，你当然应该避免饮用含有咖啡因的运动饮料，这一点我们在前文中已经谈过了。这里还有一个小提示：淋浴大概两分钟，可以降低我们身体的核心体温。如果我们在晚间进行了剧烈的运动，这也是一种很好的抵消其影响的手段。否则，我们还是在傍晚时分享受散步和最后几缕阳光并且同时进行呼吸练习更好，换句话说，单纯做些舒缓的活动就好。

因为现在的话题正合适，就让我在这里简单讲一些最基本的东西吧！运动的关键是韵律和节奏感，把握正确的时机正属于这个范畴。而正确的时机对与睡眠有关的习惯也发挥着重要的作用，虽然有很多技巧和窍门，有很多该做的事和不该做的事，其中有些很有帮助，有些必不可少，但并不存在一个适用于所有年龄段与生活状况的人的标准方案。我们可以尝试很多事情，对它们进行调整，也可以干脆放弃一些事情。迷人之处在于，我们可以在科学事实和生理学基础的帮助下保持属于我们自己的节奏和睡眠节律，探索什么东西对我们有好处、什么东西对我们没有好处。我们一起接着往下看，看看你的个人睡眠节律是什么吧！

晚餐时间！吃得更聪明，睡得更沉

先来猜个谜，你觉得我家冰箱里永远少不了的一样东西是什么？好吧，给你一个提示，它和杏仁有点关系……我可真期待你的答案，一会儿我就把答案告诉你！

在此之前，我先简单重申一遍：晚上做些舒缓的轻度运动对我们的深睡眠不会产生威胁，实际上，它的效果恰恰相反。尤其是刚吃过晚餐以后，我们不要吃饱了就往沙发上一躺，而是精神稍微振奋一点，去短暂地散个步，我们肯定会感觉轻松不少——"散步消食"这句话是有道理的。饮食对深睡眠而言非常重要。总的来说，营养对我们的身体发挥着巨大的作用，我们晚些时候还会再次探讨这个问题，这里只是把饮食当作"深睡眠杀手"来展开讨论。因为量大又丰盛的晚餐会让人感觉疲惫、困倦，这当然有助于入睡，但是并不利于深睡眠，反而对深睡眠有害。这背后的原理也非常简单：所谓的"睡眠激素"褪黑素会向我们的消化道发出信号，告诉它应该休息了。然而如果你在睡觉之前不久吃了很多东西，那么消化道就得为了应对这种情况重新启动，而这个过程又不是那么简单的事，身体在这种情况下就不再能很好地应对碳水化合物了。此外，褪黑素还会让我们负责生产胰岛素的胰腺"犯困"，从而使得胰腺功能下降。

　　这一切都会对深睡眠产生负面影响。当然，偶尔吃一次也没什么大不了，人总是得犒劳一下自己的。但是，我们至少应该知道这么做对深睡眠没有积极作用，如果我们吃过食物之后还要像之前说过的那样，非得来杯特浓咖啡不可的话，那对深睡眠的影响就更大了。相比之下，含有大量蛋白质的晚餐——比如各种豆类——是更好的选择，它可以提供足够支撑整个夜晚的能量，防止睡前或者睡眠期间血糖水平下降太多。如果你要吃碳水化合物的话，那最好选择所谓的"慢碳"，至于怎样区分"慢碳"和"快碳"，最简单的方法就是根据美国心脏协会的碳水—纤维比例算法来确认。具体是这么算的：碳水代表碳水化合物的含量，纤维代表膳食纤维的含量，用碳水量除以纤维量，得到的数值如果小于5，那就是慢速碳水。慢速碳水主要存在于糙米、烤熟并碾碎的干小麦、扁豆以及各种各样的坚果之中。当然，还有沙拉，不过这取决于其酱料。这一类食品作为晚餐来说是非常合适的。相对而言，碳水—纤维比例超过10的晚餐就算是快速碳水，那就是深睡眠杀手。在我的睡眠训练工作中，只要增加晚餐中蛋白质的比例，往往就算是找到了速胜之道。或者，如果你睡前感觉有点饿，坚果可以算是最完美的零食。这也是我开头请你猜的那个问题的答案，我自己冰箱里的最爱——杏仁酱。睡前来上一两勺会有奇效，试试看吧！

怎么上床睡觉事关重大……

有一点很重要：有一晚没睡好并不算什么，真正重要的是节奏，是从整体上检查自己的睡眠习惯，并在必要的情况下进行调整。

好的睡眠习惯和入睡状态有助于我们立刻进入深度睡眠。这方面最好的例子就是在卧室睡。当然，可想而知，我们都是在那里得到深睡眠的（小小提示一下：可千万别在沙发上睡呀！）。因此，我和我的客户总是在一开始就讨论卧室的布置，我管这个叫"卧室审计"。结果通常是，就审美而言非常完美的卧室设计，往往和我们置身卧室的实际目的并没有关系，它并不服务于睡眠，更不服务于每天晚上至少获得90分钟的深睡眠。但是不用担心，我们只需要花上几分钟，就能实现设计升级，也花不了多少钱。调整一次你的卧室设计，你就能在接下来的几年都睡得更好——没有比这更聪明的投资了。

卧室里潜伏着三大深睡眠杀手是过高的温度、噪声、光线。前一段时间，有人问起篮球运动员勒布朗·詹姆斯——他一向以出色的身体素质闻名，而且这种状况坚持了数十年——成功的秘诀。他当然不会泄露全部秘密，但是他确实透露了一个关键要点——睡眠——充足且良好的睡眠。"在不把我们所有秘密都告诉大家的前提下，我只能说，排在第一的就是卧室要非常舒服，"

他的教练如是说，"要创造一个合适的环境，对于勒布朗来说，最合适的环境永远是他的酒店房间，要保证室内维持在一个特定的温度，68到70华氏度（20到21摄氏度）是最合适的。"好吧，不是每个人都有勒布朗·詹姆斯那样的身体条件，毕竟他经常被同事和队友戏称为"怪胎"。不过，卧室里的温度不但对职业运动员很重要，对我们每个人也一样重要。而其基本原则也特别简单：温度不能太高。

对温度的感受当然取决于个人，但是在这一点上，我要说的是坚实严谨的生理事实。标准的数值是18摄氏度，这是卧室的最佳温度。除了室温，被子、睡衣、床垫之类的因素也发挥了一定的作用。泡沫床垫会储存热量，这在夜晚的前几个小时算是个优势，但是不久之后，它就会把储存的热量反射回来，也就是说它会变热，我们必须要考虑到这一点。一般来说，凉一点、薄一点比暖一点、厚一点要好。也许有人会说，自己会因为脚冷而冻得睡不着。那不妨穿上袜子，尽管室温保持在18摄氏度，但这样做会更有效率。想要进入深睡眠，我们的身体核心温度必须下降1—1.5摄氏度，这只有在合适的"外部条件"下才能实现。如果你的卧室没有空调，那么夏天时，你最好在白天把窗帘或者百叶窗拉上，好让温度尽可能接近适合进入深睡眠的理想温度。

顺便一提，空调对我们的深睡眠既有好处也有坏处，一方面它能为房间降温，另一方面它也是噪声的来源，会在夜间反复把我们从深睡眠里拽出来——即便我们并没有真正留意到它，也没有真正醒过来。对经常出差、要把很多时间花在旅途中的人来说，他们可能并没有把噪声纳入考量的范畴。

　　噪声是我们卧室里潜伏的三个深睡眠杀手之中的第二个，进入睡眠状态之后，我们对哪怕是最轻柔的声音也会做出敏感的反应，潜意识也很快被激活，这主要和人类的历史有关。我们的狩猎—采集者祖先非常依赖这种警戒模式的启动，因为哪怕是最细小的声音，也有可能来自跟踪自己的敌人。如今，这样的危险在正常情况下早已成为历史，我们潜意识的这个功能也就不再那么重要了，然而它依然能够让我们在睡眠期间继续感知微小的声音干扰和信号，哪怕我们并没有被吵醒。比如，我只要看看自己的睡眠数据，就能清楚地知道每天早晨在我家门口停靠的公交车什么时候进站、什么时候停车以及什么时候出站。这表明了我们在睡眠中能感知到多少东西以及噪声对我们到底有什么影响。这对深睡眠构成一种直接的威胁，老话说"睡觉要'静卧'"是有道理的。我们需要绝对的静止和安静来"平滑驶入"深睡眠，即便是最小的噪声源，也有可能影响我们。但我们也能够完全屏蔽掉它们，比如发出滴答声的水龙头、吱吱响的楼梯、停车场里的车声、开派对的邻居……这个清单可以源源不断地列下去。

　　那么，我们到底该怎么屏蔽这些噪声呢？再简单不过了，戴上耳塞就行。对我来说，耳塞是绝对的必需品，而且这个方法既简单又能立刻生效。有些人可能不太适应，不过这也不算什么问题，只要晚上坐在沙发上读书或者看电视时，在一边耳朵里塞一只，不时左右互换一下，就能很快适应了。如果你害怕听不见闹钟的声音，那就先在白天戴上耳塞，试试到底能不能听见。如果真听不见的话，就买个带震动的闹钟——这样做总是值得的，毕竟这笔"投资"不会太贵，而且真能为我们的休息带来一定的保障。在这里，我需要简短地解释一下，如果你是一位年轻的家长，那你看到这里肯定要笑我了："这家伙说的都是什么话？"你笑得很对，如果家里有小孩子或者有病人，当然不可能像这样对环境进行规划了。怎样应对这样的情况，你会在后面关于人生不同阶段的章节里得到启发。

第三个深睡眠杀手也是最容易辨认的，那就是光线。哈佛大学医学院的睡眠研究员史蒂芬·洛克利发现，只需要8勒克斯——这差不多是一般夜灯的两倍光照强度——就能对深睡眠产生影响。这并不代表我们在这种光线下不能入睡，不过对绝大多数人来说，卧室里的光线其实都是不够暗的，而这会影响我们的深睡眠。有一个相对简单的测试方法：关灯以后把一只手举到眼前，如果你还能看见这只手，那就说明光线不够暗——没错，就这么简单。然后你就该找找哪里有光源了：窗户或者百叶窗漏光——用胶带封上！电视机或者闹钟上亮着个小红点——用胶带封上！钟表是LED的，或者挂的世界地图上有小霓虹灯点——用胶带封上！如果你真打算全力以赴的话，甚至可以把浅色的墙壁涂成深色！

当然，很多事情是无法实现的。除了在晚上尽可能消除光源，还可以再佩戴眼罩来配合。注意，我说的眼罩可不是狂欢节装束里的那种。要买就得买真正的遮光眼罩，它能遮蔽光线，佩戴舒适，不会引起皮肤瘙痒，还能精准贴合面部轮廓，不至于每天早晨都掉到地上或者枕头底下。眼罩必须像卧室里的其他所有东西一样合适，只有这样佩戴它才有意义。这也解答了看着电视睡着了有什么不好这个问题，因为声音和光线都影响睡眠。不过，只要准备了深睡眠眼罩和计时器，我们就能对这种情况进行控制了。更多这方面的问题，我将在睡前的流程那一章详细讨论。

这里先说一个重要的脑海烙印吧!

脑海烙印 7

对于深睡眠而言，
内部和外部条件都必须合适。

上述内容里，我说的不仅仅是物理上的"内部条件"，比如我们身体的核心温度。我们的感受同样十分重要，你将在后文中看到很多练习，那些练习都试图消除一个最危险的深睡眠杀手，这个杀手就是压力。就像勒布朗·詹姆斯的教练所说的，应该"创造一个合适的环境"。在这个环境里，我们感觉舒适、安全。对我们几万年前的祖先来说，浅睡眠是性命攸关的大事，不过到了现在，则完全反过来了。

不过，对安全方面的考量的确发挥着一定的作用。有时候会有人问我，如果发生了入室盗窃，戴耳塞难道不会听不到吗？如果你仔细考虑一下大数据中遭遇入室盗窃事件的频率和概率，尤其是在你也在场的情况下，那么这显然不应该成为反对戴耳塞和它带来真正深睡眠的理由。不过，我会强烈建议你认真对待这个观点，因为不安全感可能意味着压力。在这里我想提醒你的是，问题并不在于什么东西能把你吵醒，而在于这个东西是不是会把你从深睡眠拖进浅睡眠，或者从一开始就让你无法进入深睡眠，光线、噪声和过高的温度都是很好的例子。我们往往不会留意到这一点，也就不会认真对待它们。

床上的敌人

让我们先尝试做一个简单的思维游戏：你现在已经看到我们说过的那几个"杀手"，所以你打算先解决掉哪个？花几分钟把它们挨个写下来——如果你还没有这么干的话——你就立刻能看到对自己而言最大的痛点和速胜之道是什么了。

顺带一提，对于经常出差住酒店的人来说，前面那些小提示也可以用来在短时间内实现巨大的收益。重新粉刷酒店的墙壁？多半不行。但是只要戴上耳塞和眼罩就能有很大的帮助，我们还可以把空调——最好提前——调到18摄氏度并保持运行，因为有耳塞，噪声不会吵到我们。百叶窗太短？戴了眼罩就不是问题！左右两边房间的邻居把电视声音开得特别大？戴了耳塞就听不见了。如果你预订的是走廊尽头的房间，尽可能地远离电梯和楼梯，而且如果隔壁只有一个房间，那就更好了。我自己的行李包里甚至常备黑色胶带——这么做确实比较过分，但是它真的超级有效——这样我就可以用它把有亮光干扰的东西粘起来遮住，比如电视、时钟，还有所有现在比较新的酒店里常见的时髦设备。一般来说，更新潮或者更昂贵的酒店反而对我们的深睡眠更为不利，因为它们使用了更多的先进技术或者设计元素。只有一个例外，我以前一直非常讨厌酒店房间的自动感应式地板灯，但是现在的看法不一样了，因为我有了全新的发现——你读到第六章就知道了。请保持期待，因为这个新发现对于深睡眠非常有效，而且是我之前从来没想过的。

如果是一个人出差的话，你就不需要关注接下来探讨的内容了。因为接下来将要探讨的是——根据《大英睡眠报告》的说法——第三大最常见的深睡眠杀手——床伴。深睡眠杀手可真是太可怕了！先是压力和胡思乱想，现在连女朋友或者男朋友也算！很遗憾，这听起来确实不浪漫，但事实就是这么回事。没准儿你已经非常清楚我想说的是什么了。因为你也许早就知道枕边人会翻来覆去、说梦话、反复起夜，甚至在梦里尖叫是什么感觉，或者枕边人干脆呼噜一打就是一整夜是什么感觉。又或者你才是那个呼吸声特别重、半夜抢被子、磨牙、下意识地把手搭在身边人脸上的家伙。反正不管你是"肇事者"还是"受害者"，我们都有解决办法。对于很多人来说，和伴侣共同入睡再一起醒来是一件非常美好的事情，但是如果我们的睡眠长年累月地被这件事影响，搞得两个人都没有精力以充沛的能量和喜悦来迎接新的一天，那这可能不利于亲密关系的健康发展。

没错，打鼾是干扰深睡眠最常见的原因之一，而这确实主要是男性"肇事者"的问题。技术人员医疗保险公司一项名为"晚安，德国"的研究表明，每4名女性之中就有1名饱受打鼾问题的困扰。研究人员称："德国有七分之一的人因为伴侣在夜晚打鼾而感到烦恼。男性很明显打鼾更频繁，因为每4名女性中就有1名因此深受困扰，而只有8%的男性有同样的遭遇。"与这一章之前的调查结果相比，这些数据的有趣之处在于，该研究认为德国的这种"伴侣困境"在英国并没有那么严重，对于英国人，排在第一位的困扰是室温。超过40%的英国受访者表示自己被室温干扰，而被打鼾问题所困扰的受访者只有15%，其中绝大多数是女性，另外还有9%的受访者表示他们会被自己打鼾干扰——在这种情况下，那句老话就得反过来说了："问题一分摊，麻烦就加倍。"

不论是考虑自己还是顾及他人，我们都可以对打鼾采取一些措施。打鼾主要是由于一系列物理上的原因，比如肥胖。人进入老年以后，因为喉部肌肉变得衰弱，这种令人不快的声音也会出现得更为频繁。说打鼾这事"令人不快"还算是轻的，因为沉重的呼吸会减少供应大脑的氧气量，它不仅会干扰我们自己和他人，更会对我们的大脑造成干扰，甚至可能对我们产生持久的影响。如果大脑长期处于缺氧状态，那么罹患痴呆症与其他和大脑有关的疾病的风险也会增加。时间生物学家萨钦·潘达在他的《昼夜密码》一书中也证实了这种戏剧性的影响。这本书非常值得一读，其中还有不少令人震惊的知识与细节。比如他还在书中证实，虽然鼻子是打鼾的原因之一，却不是唯一的原因，不过，一些针对鼻子的小小辅助手段却有奇效，比如使用盐水鼻冲洗剂。它不但可以清理鼻腔，还几乎没有成瘾的风险。而一般来说，消肿用的鼻喷剂不应连续使用7天，不然鼻黏膜可能会习惯其中的有效成分，产生依赖的风险也随之而来。通气鼻贴也是管用的，而且不仅仅适用于打鼾的人，所有人都可以用。它让我们的鼻腔更加开放，从而能够吸入更多氧气，不管是运动、散步还是睡前一个小时都很好用。我还可以推荐另外两种辅助工具，因为它们同样相对简单且有效，那就是鼻腔支架和止鼾口贴。我有很多客户用上口贴之后当天就不打鼾了。可是不管怎么说，有一点可千万别轻描淡写地放在一边：打鼾是一回事，而且往往是可以控制的；可是如果你自己、你的伴侣或者你的朋友患有睡眠呼吸暂停综合征，也就是夜间重复出现呼吸骤停的情况，那可就是完全不同的另一回事了。然而，很多患有睡眠呼吸暂停综合征的人并没有得到正确的诊断，而这可能会造成糟糕的后果。它不仅会让人损失一部分深睡眠时长，也会对大脑造成严重的损伤。所以，如果你发现自己或者身边的人有这种情况，或者别人就这方面提醒你注意，那么一定要去找医生进行咨询。止鼾贴和鼻腔喷雾的确是对付打鼾的好办法，但是在睡眠呼吸暂停这个问题上，你需要的是专业的医疗建议和支持。我总是一再看到人们——尤其是男性——淡化这个问题，甚至不把它当一回事，这是非常鲁莽的做法，是用自己的健康在进行危险的赌博。

打鼾是床上的主要睡眠干扰源之一，其他干扰源我在上文里也提过了。既然我们可以为打鼾找到解决方案，就能为其他令人不安的因素找到解决方案。我喜欢把解决方案分成两个阶段。

第一阶段

之前我们谈过床垫在温度方面的重要作用，然而我们躺的这个东西可不只在这一个方面那么重要，它在很多方面都有意义。床垫应该是舒适的，躺上去后背疼肯定不行。还有一个经常被低估的要素，就是床伴在睡眠中的动作。听起来很怪，是吧？不过睡过水床的人肯定知道我在说什么。从这个角度说，水床是真正的睡眠杀手，因为当我们躺在上面，我们会感受到身边人的每一个动作。如果我们的床伴晚上睡得不太好，不停地翻来覆去，起夜好多次，还总是来回动，想找个最合适的睡姿，那么这些动作也会直接影响到我们，我们也会一次又一次地——即便我们可能并没有意识到——被从深睡眠里拽出来，或者说是"颠出来"更合适。所以水床在这方面无疑是深睡眠杀手。我推荐你使用两套床品或者两张单独的床垫。这就需要配一张更大的床了，确实，这样会多花不少钱，但是考虑到温度和活动的影响，这笔钱花得肯定值。耳塞、手腕佩戴式震动闹钟和眼罩也是，尤其是在你们两个人不会同时上床睡觉或者起床的情况下，添置一些设备总是值得的。

第二阶段

英语语境中，关于这个阶段，有一个非同寻常的术语，叫作"睡眠离婚"，换成汉语听着就没那么夸张了，因为它背后的意思只不过是分床或者分房睡觉而已。这可能发生在重要事件之前或者压力特别大的几周之内，如果双方的睡眠习惯差异很大的话，这种情况也有可能长期持续下去。我的一些客户对这种操作非常抗拒，因为对他们来说，使用这种解决方案意味着亲密关系出现了问题。然后我就会对他们说，有四分之一的德国人是和另一半分房睡的，而且在最开始一起上床睡觉的人中还有三分之一会在夜间换到别的房间去睡。就这一点而言，分床或者分房睡并没什么不寻常，也不意味着亲密关系出了问题。实际上恰恰相反，有了更多的精力和更少的压力，我们才能更好地和伴侣享受共处的时光，可以在清醒状态而非睡眠之中彼此陪伴更多。过度疲劳有可能让争吵变得更频繁、更容易爆发，这会对亲密关系造成更大的伤害。所以，英语里才有"睡眠离婚也许能帮你避免真正的离婚"这样的谚语。所以，单独度过睡眠时间还是值得的，反正我们睡着了以后也就不会再跟对方打什么交道了。而且我们仍然可以共同享受睡前或者醒来的时刻，我们只是需要找到属于自己的入睡—起床仪式而已，这还能增进两人的关系呢！

毫无疑问，共同且平等的节奏会让两人一起寻找通往深睡眠之路的过程变得更加轻松。这有点像跳舞，如果我们总是不小心踩到对方的脚，或者跳不到一个节奏上，那就没有乐趣了，更没办法进入心流状态。睡眠也是一样的，但是这并不意味着我们要等着有人开发根据昼夜节律类型推送的交友软件，或者在第一次约会的时候就问对方的睡眠周期是什么样的。更重要的是，我们要有勇气坦率地与另一半讨论自己的（睡眠）需求。通过这样的方式，甚至有可能两个人一起清除障碍，踏上通往更深度的睡眠与更多能量的道路。不妨把这一点作为我们和另一半一起经营的项目，它会为我们带来更多快乐、更多"二人世界"的时间。要是能在作为伴侣生活的时光中拥有更多能量，这无疑能使我们的生活质量得到全新的提升。

说个题外话，我必须承认，我是一个不折不扣的爱狗人。我最喜欢拉布拉多犬了，比什么东西都喜欢，而且我养了一只。我得坦白，我有时候真的很想在床上也搂着狗狗。可是这么干，我的妻子肯定会不高兴，而且从睡眠专家的角度来看，不论是猫、狗还是其他宠物，都必须被关在卧室外面。不管从噪声、动作、温度还是从我们提到的其他角度去考虑，我们心爱的宠物都是深睡眠杀手。没错，即便是在寒冷的冬天也不能通融，要说抱抱、抚摸、一起散步什么的，白天也有时间做，而且只有得到了充足的深度睡眠，我们才有更多的精力和力气去这么做。傍晚带宠物去散步甚至能提高我们的睡眠质量，不过在这之后，主人就得为了深睡眠和狗狗分开，抱歉啦……

性爱的真相

　　更多的深睡眠不但可以为我们的职业生涯带来更多动力，也能造福于我们的家庭与爱情生活。多项研究都得出了共同的结论：分房或者分床睡意味着伴侣双方都能有更充沛的精力，所以也会有更好的性生活，至少受访者对此的满意程度明显更高了。而昆士兰大学又将这项实验向前推进了一步，他们在2019年针对性爱如何反过来影响睡眠质量进行了研究，结果可以说是对健全、完整的爱情生活十分有利，因为60%的女性受访者和70%的男性受访者都表示自己经历过性爱——尤其是性高潮——之后睡得更好了，通过自慰获得性高潮的影响则略逊一筹。

　　带来这种结果的原因，除了满足感或者内心平衡之类的因素，还有我们的激素。性高潮期间，各种活性物质会像鸡尾酒一样混在一起释放出来，比如催产素、5-羟色胺、后叶加压素……性高潮是最纯粹的"激素炸弹"。这里具体的激素名称不重要，重要的是它们对我们深睡眠的影响，会帮助我们切换到由副交感神经系统主导的状态。此外，"压力激素"皮质醇——这也是非常凶残的深睡眠杀手——也会随之减少，这也是个巨大的优点。上述两个因素都能让我们感觉更加放松，从而更快进入深睡眠。

性爱是深睡眠的"助推器"，这是个好消息，只不过还有一个小小的注意事项：在这件事上，时机也同样重要。原则上，性爱和运动很像，所以同样的原则在这件事上也适用。我们在早上或者白天进行更积极主动、对身体要求更高的活动，也可以更激烈一些，时间更长一些，而到了傍晚就可以慢一点、舒缓一点，这样心率不会上升得太高。与其说在日落时分喝一杯带酒精的鸡尾酒，不如享受一段带来高潮的黄昏性爱，只要别太夸张，就对我们的睡眠很有好处。不过话说回来，开诚布公地讲，真到了最紧张、激烈的时刻，那就不如停止思考，让头脑放空，放任自己去享受这一刻。毕竟说到底，深睡眠真的不是人生的全部。

睡前别喝太多水

剧透预警：在接下来的章节中，你会知道为什么你不是唯一经常在晚上特定的时刻醒过来的人，还有你为什么其实不需要担心这个问题。如果你夜里经常只醒一次的话，那确实完全不用担心，但还是可以做些改变的，而且改变起来也很简单。

虽然看起来有点像梦游，但是这种行为并不是，对，我说的

你会睡觉吗？

就是起夜上厕所。你惊醒了，想着现在不知是几点，自己为什么
醒过来了？哦，对了……有尿意！我真的有那么急吗？真的非去
不可吗？应该还能憋一下吧？得了，反正我马上就又睡着了……
不行，憋不住了，非去不可。你迷迷糊糊地起来，心里想着，开
不开灯呢？不开灯我能看见路？哎呀，不行，看不见，还是得
把灯打开，可真亮啊……这一幕看着是不是挺熟悉？这种躺在床
上突然尿急的感觉多讨厌啊！而且最后获得胜利的永远是你的膀
胱，我们只会失去宝贵的睡眠时间，还可能因为灯光而彻底清醒
过来。

　　别担心，这不是什么严重的情况。但它会让我们丧失一些深
睡眠。不过这是完全可以避免的（医疗因素导致的情况除外）。
大多数人只不过是上床的时候膀胱太满了而已，所以他们才会被
尿意闹醒。即使没醒过来，他们的身体也可能因为在忙着控制胀
满的膀胱，比它应有的状态更活跃、更紧张，这导致他们无法长
时间地停留在深睡眠状态。那么解决方法是什么呢？答案就是，
睡前两到三个小时内不要再喝东西了。首先，酒是不能喝的，你
已经在前文里读过了。水也不要喝，因为喝水本身虽然不妨碍深
睡眠，但是会填满你的膀胱，从而产生一些间接影响。诚然，这
也不是总能做到的。比如我自己经常到了很晚还有讲座，那就一
定得喝点什么，实在没别的办法。所以这条经验法则说到底主要
是个方向，为了强化人们的意识，让我们记得睡前别喝太多水。
我知道，这听着有些难办，但是，如果你知道很多人睡前喝很多

水是因为白天喝水太少了的话，那这事就没那么难做到了。我们是可以改变这种情况的，比如在你的办公桌或者其他明显的位置放上一个一升的水瓶，每天白天都坚持喝光两瓶水。到了晚上，你就会发现自己没那么渴了。这是我们避免带着满满的膀胱睡觉的第一步，也是减少起夜上厕所频率的关键步骤。

本章要点

1.每个系统，包括我们的深睡眠在内，其强度都是由它最薄弱的短板决定的。

2.酒精能帮我们更快入睡，但它也会扰乱我们的整体睡眠结构。

3.请千万不要忘记：咖啡因的半衰期是5到6个小时，所以最后一杯意式浓缩咖啡不能喝得太晚。

4.运动锻炼很重要，不过也不能太晚。睡觉前3个小时不要让心率超过每分钟125次。

5.打鼾是睡眠杀手，通气鼻贴和止鼾口贴都能改善这种情况。

给我们的身体发出正确的信号，

它就会做正确的事。

第五章

你的睡眠你决定：我们内在的生物钟

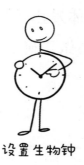

设置生物钟

上一章的内容是不是让你有点震惊呢？每当我看到究竟有哪些障碍以及摆脱这些障碍是多么容易之后，我也总是会有同样的感受。光是这种体验，就足够让我们迈出一大步，获得更多深睡眠与更多能量了。对此，我要真诚地对你表示祝贺。现在，我们继续探讨前几章里经常提到的一个核心命题。为此，我想与你分享萨钦·潘达的一句话："我们都是轮班工人。"

说实话，我面对的绝大多数人听到这句话后都得花点时间接受，我甚至能从他们的脸上看得出，他们在想："轮班？和我有什么关系？"不过，等我向他们解释了这句话的语境，解开它背后的谜团，他们就有了更深的感悟。萨钦·潘达主要是通过这句话来称赞职场妈妈（或者职场爸爸）的不容易，因为他们这些"轮班工人"最难获得深度睡眠。我们稍后就会看到这种情况究竟是什么原因导致的。现在我们先看看他们每天的日常流程：为了送孩子去幼儿园或者学校早早起床；做早餐；送孩子，送完孩子，自己直接去上班；接孩子；做午饭；带孩子做作业——这期间可能还会买点东西，或者打几个电话——然后开始准备晚饭，做运动，到了晚上可能还得在家做点从办公室带回来的工作。就这样日复一日、月复一月地重复下去，大概只有周末能有点变化。

之前"快速关闭电源"那一章里提到的技巧和方法，确实可以为上述日常生活质量带来明显的提升，不过我们还能更进一步，而且非常简单，就是"请不要再每个周末都往纽约飞啦！"。

读到这里，你可能觉得我疯了，或者"这跑题都跑到哪儿去了？这和我有什么关系？"。如果你这么想，我完全可以理解，在我讲课的时候，我也经常收获这样的反应。因为我刚才还在说职场妈妈或者职场爸爸，这会儿就突然说起周末飞到纽约去旅行，甚至说的还是每周都去。可是其实这一点都不算跑题，而且它还跟你、跟我、跟我们大多数人都有很大的关系。这是为什么呢？我换个说法再讲一遍吧！请不要在周末睡得比平时更长了——这和飞到纽约去是一样的。周末睡懒觉会让我们进入不同的"时区"，从而打乱我们的睡眠节律。这背后的原因何在？当然就是我们体内的生物钟。

你会睡觉吗?

具体来说,比如在工作日,你每天都6点或者7点起床(到底是几点不重要,这个原则适用于任何时间),到了周末,8点、9点、10点甚至11点你还躺在床上,这对我们生物钟的影响就和坐上横跨大西洋的航班飞往纽约一样。现在你可能会说:"好吧,克里斯,这个道理我明白,但是我也不总是多睡6个小时啊,一般来说我只多睡4个小时而已。"这样的话,其实也相当于你坐飞机飞到里约热内卢了。或者你多睡2个小时,那就相当于飞了趟冰岛。[1]也就是说,不论时差有多大,你都会受到它的影响,而且它会对你的睡眠节律产生严重的干扰。这种影响甚至有个专有名词,叫社交时差。

社交时差的症状和我们熟知的旅行时差很像,但是这种"自制"时差是由社交活动引发的,比如周末睡个懒觉。社交时差带来的后果可能会非常严重,比如你要是难以入睡,原因可能就在于社交时差;如果你夜里经常醒来,那也有可能是社交时差的缘故。即便你入睡快,夜间也不醒,或者很少醒,那我们也基本可以断言,你周末"前往"纽约、里约热内卢或者冰岛的"旅行"也会剥夺你大量的深睡眠,这不仅会影响到你的周末,还会影响到一周中的每一个工作日。

我知道,这听起来很严重。我们往往认为睡懒觉是一种奖励,因为我们在工作日里睡得太少了,周末必须得补补觉。但是

---

1 这些都是相对于德国的时间。

这真的不是奖励，反而是一种惩罚。

　　我们先看看统计数据，看一看最近几十年来对全球16亿人每年进行的两次全球性"实验"——夏令时和冬令时的转换[1]。在过去的几十年里，我们持续观察到，在冬令时转换为夏令时之后的那个周一——这一天我们都会"失去"一个小时——心脏病发作的人数会增加24%。而在夏令时转换为冬令时之后的那一天——我们在这一天会"增加"一个小时——心脏病发病的人数则会减少超过20%。来自美国科罗拉多州和密歇根州的科学家在2014年的一项研究中科学地论证了这一点。2017年，美国科学家在《心理科学》杂志上发表了一项研究结果，他发现，在夏令时或冬令时转换后的周一，法院给出的判决往往会更重，并且得出了如下结论："利用从春季转换到夏令时期间产生的睡眠剥夺这一自然的影响，我们得以对美国联邦法院进行的判决的归档信息进行分析，而其结果也支持了我们的假设——如果法官睡眠不足，他们就会倾向于判处被告人更长的刑期。"

　　夏令时和冬令时的转换的影响是巨大的，这还只是一个小时的时差而已。所以请设想一下，如果每个周末你的身体都要倒两次时差，这意味着什么。你不但要在周六"飞到"纽约，还要在周一再次"飞"回家里。你刚习惯了"新"的节奏，然后又不得不立刻回到原本的生活里。我们中的很多人一辈子都在这么干，

1　夏令时并不是全球每个国家都在实施的，实际上欧盟和北美之外实施夏令时的国家并不多。

然而不幸的是，这并不意味着我们就能习惯。我们实际上永远不可能习惯社交时差。即便过去几十年，它对我们来说，依然是冲击与负担。所以社交时差绝对可以说是一种普遍现象。根据萨钦·潘达的统计，87%的成年人都深受其害，这也使得社交时差成了巩固深睡眠的大敌之一。毕竟说到睡眠和深睡眠，坚持都是最重要的。

> **脑海烙印 8**
>
> **社交时差是巩固深睡眠的大敌。**

这就是为什么我请求各位每天都坚持在同一时间起床，不论是周末、节假日甚至是除夕夜之后，还有一周极其紧张的工作之后、好几次早起的航班之后、长途旅行之后、陪孩子们像跑马拉松一样赶完海量的作业之后、在紧赶慢赶熬到很晚才做完报税工作之后……即便是在这种时候，也请你尽量在和平时一样的时间起床。听起来很难办吧？我完全理解。

但是请你务必坚持下来，因为你很快就会看到如何在生活中简单且优雅地做到这一点，还有这么做能带来多大的价值。因为只有通过这种方法，我们才能真正巩固深睡眠。

刚才说到的挑战，比如早起、夜班、出差带来的压力，都和竞技运动员面临的困难相似。网球比赛有时候会一直进行到午夜之后；美国职业篮球运动员每两天就要穿越美国一次，也就是穿过好几个不同的时区；铁人三项运动员有时候必须起得特别早，因为比赛会延续好几个小时……为了让自己的生物钟和睡眠节律不受干扰，这些运动员都会采用一些小技巧，而这些技巧不仅仅在竞技体育领域里好用，在你身上同样有效。不如下周六就试试看吧！只要定一个和工作日一样的闹钟，不管是6点、7点还是9点都没有关系，重要的只是响铃的时间和平时一样——当然，重要的还有，你也要像平时一样在闹铃响起之后起床。如果你觉得疲惫不堪、无精打采，也不要气馁，因为关键要点马上就要出现了。起床以后你要先做4件非常简单的事情：

1.去厕所清空膀胱。

2.喝一杯冷水。

3.打开冰箱吃点东西。不用吃正式的早餐，稍微吃一口零食，让消化系统运转起来就行。

4.打开百叶窗，或者走到阳台上去，让阳光照进你的眼睛里。冬天不想出门或者开窗的话，手机或者台灯的光线也可以。

这样就行了，就做这么简简单单的4件事。只需要一点点练习，时间不会超过一两分钟。一旦做完了这些事，你就可以放松地回到床上，想睡多久就睡多久了。说真的，我完全不反对你睡懒觉，但是我同样关心你的深睡眠。有了这个小妙招，我们就可以一石二鸟了。

你会睡觉吗？

　　事实上，很多竞技体育运动员都会运用这种方法。你可能要问为什么要这么做，简单来说，这背后潜藏着生物钟的一个十分迷人的特点。在完成这4个步骤（上厕所，喝水，吃东西，接受光照）之前，我们所做的一切都会被身体理解为夜间睡眠。而做完这4个步骤，就像对身体发出了信号："我们还在原来的时区，你不需要做出改变，放松点吧。"如果我们在那之后又躺下了，对我们的生物钟来说，也只是更像"打个盹，补补觉"，就像不会对我们的睡眠节律产生负面影响的午睡。

　　这可真棒，是不是？我们既可以睡懒觉，又不会打乱内在的生物钟。实际上，我们不但没有打乱它，反而让它得到了强化。我们并不需要花费更多能量来适应改变，而是通过更多的深睡眠得到了更多能量。因为我们的睡眠节奏变得更加稳定，也规避了社交时差，真是中大奖了！可能一开始听着很难，但是你要做的只是坚持在同一个时间起床而已，而且，如果你还觉得困的话，做完前述4个步骤，你还可以再接着睡。如果这么做的回报是更好的睡眠节律、更多的深睡眠，还有更加充沛的精力，肯定是值得的。要是经常要倒这种社交时差，我们就很难实现我们的目标了。

　　我们都走了这么远了，半途而废多可惜呀！所以让我们一起继续努力吧！

　　顺便一提，睡眠节奏趋近稳定最终的结果是你醒来之后不会再感觉疲惫。所以，如果你想把睡懒觉作为周末的固定流程保留，或者想用这种方式和伴侣一起在床上享受二人世界，我们刚才说到的那种策略也是完全没问题的。经过一段时间，你的身体就能为活力满满地开始全新的一天做好准备了。

有时客户会跟我说："克里斯，我遇到问题了，我周末无法睡懒觉，总是会在固定的时间醒来，我这是怎么啦？"如果你也有这个问题的话，你应该高兴才对，因为这不但不是问题，反而还是个好消息——这意味着你的生物钟设定得很好。我的客户听了这样的解释都会非常开心。如果你也遇到了同样的情况，而且已经运用前几章学到的方法了，你就已经走上通向更多深睡眠的康庄大道啦！

即便我们做不到不用闹钟也能在同一个时间起床，上面那4个步骤也能让我们离目标更近一些。对了，还有一件事能让起床变得更轻松，那就是奖励自己一下！去做一些你真心喜欢的、很酷的事情。不要一起床就去做那种让你觉得紧张、厌烦的事，因为这会让你把它和起床这件事联系起来。就我个人而言，周末起床以后，我就会兴冲冲地骑车去我最喜欢的面包店，买一个美味的巧克力羊角包，在桥上稍做停留，看看下面的宁芬堡运河，享受这片刻的时光。这就是我给自己的奖励，我很愿意为了它早早起床，哪怕是在周末。

到目前为止，我们这一章探讨的一直是睡懒觉的问题。可是假如我们必须早起办事，比如赶火车或者飞机，非得在生物钟设置好的时间之前起床，那又该怎么办呢？本来周末才忍住了没睡懒觉，一出差又都搞砸了，可真"棒"啊！其实不尽然，不要担心，我们只要把之前用过的方法反过来就行了。比如，你的闹钟平时都是6点响，这次则是5点就响了，那就不要试着手忙脚乱地挤时间了，别通过这种方式给自己压力，尽量平静地开启全新的一天，也就是要尽量少动，避免心率不必要的上升，尽量少让光线进入眼睛。而且我建议不吃任何东西，或者比平时少吃。这么一来，即便你必须在物理上将身体移动到不同的地方，也不会更早地对它发出这一天已经开始了的信号，这样可以最大限度减轻过早开启一天对生物钟的负面影响。

第一要务：社交时差与我们的锚定起床时间

好啦，我们听过了理论，还学到了一种方法，它可以稳定我们的睡眠节律，让我们规避社交时差，睡个好觉，还能不用闹钟就可以始终在同一个时间醒来。接下来，我们一起来把这些都付诸实践。我们一起思考一下从现在开始只属于你自己的个性化起床时间应该是几点。固定的起床时间是快速且持久地提高深睡眠与能量水平的关键杠杆，为了实现这一点，你需要你的"锚定起床时间"。之所以用这个名字，是因为从现在开始这个时间就是你生物钟的"锚点"，从这个"锚点"出发，不论再发生些什么，你都能组织好一天24小时的生活。如果这样坚持下去，你就有了深度睡眠的固定点。这个"锚定起床时间"很容易就能得出来：

　　1.现在脑海里回顾一下过去的8到12周。

　　2.想想你必须起床的时间最早是几点。

　　3.把这个时间写在下面方框里的横线上。

我的锚定起床时间是：

＿＿＿＿＿点

　　恭喜，你现在已经把自己的锚定起床时间设定好了。

还是累——到底几点上床好？

　　现在你的个人锚定起床时间已经设置好了。比如这个时间是6点钟，那么以这个时间为基础，你就能推算出几点上床睡觉合适了。首先，我们要记住，一个完整的睡眠周期是90分钟，然后再决定要睡几个周期。假设你打算睡5个周期：5×90分钟=450分钟，也就是7.5个小时。现在从6点钟出发，往回推7.5个小时，得到的时间是晚上10:30，那么这就是你的睡眠时间的起始点。需要注意的是，这是睡眠时间的开始点，而不是你应该上床睡觉的时间。请牢记这一点：如果你知道自己通常需要15分钟才能入睡，那就尽量在晚上10:15就关灯上床。计算公式是这样的：锚定起床时间－换算成小时的睡眠周期时长－入睡需要的时长＝上床就寝时间。

脑海烙印9

锚定起床时间－睡眠周期时长－入睡所需时间
＝上床就寝时间

这么一来，我们就能清楚地看到自己应该什么时候上床、什么时候入睡，还有什么时候起床，并且能始终保持最好的睡眠节律。也就是说，我们可以把自己的睡眠和睡眠效率都握在自己手中，并且对它们加以掌控。比如我们上床时间晚，导致夜间睡眠的时间变短，那么"锚定起床时间－睡眠周期时长－入睡所需时间＝上床就寝时间"这个公式依然适用，只不过假设我们这一次只能睡4个周期，即360分钟，也就是6个小时，公式就是：

6点钟－6个小时－15分钟＝23:45

当然，这个公式也适用于夜间睡眠时间变长的情况。比如：

6点钟－9个小时（也就是6个周期）－15分钟＝20:45

睡眠时间	入睡时间	入睡所需时长	就寝时间
6 个周期（9 小时）	21:00	15 分钟	20:45
5 个周期（7.5 小时）	22:30	15 分钟	22:15
4 个周期（6 小时）	0:00	15 分钟	23:45
3 个周期（4.5 小时）	1:30	15 分钟	1:15
2 个周期（3 小时）	3:00	15 分钟	2:45
1 个周期（1.5 小时）	4:30	15 分钟	4:15

以早晨 6 点钟为锚定起床时间计算的上床就寝时间

　　这个原则能让我们灵活变通地应对日常生活中的变化，并且不会让我们的睡眠节律受到影响。有了这个公式，我们可以把睡眠的连贯性和灵活性结合起来，前者是获得更多深睡眠的基本要素，而后者是让生活更加美好的必备条件。所以，上述原则正是深睡眠公式的重要组成部分。

　　让这个公式与睡眠周期思维结合起来，我们就可以很好地把它应用于晚间计划，还可以轻松、随意一点。比如，我们打算这周二让自己睡上 6 个周期，但是一天下来，我们发现自己赶不上这个计划了：开了好长时间的会，好朋友有急事打来了电话，母亲突然造访……20:45上床是做不到了，一晃就到21:15了！你确实可以气冲冲地一头扎在床上，因为睡眠周期的安排被打乱而沮丧不已。且慢！没理由带着压力和怒气上床，你其实给自己赢得了很多宝贵的时间，下一个周期要22:15才开始呢！你还有一个小时，为什么不用这段时间来执行你的"断电流程"呢？——你会在第6章看到这部分内容——或者去读一读你等了很久的那本新书，再看一集电视剧……现在上床睡觉压力太大了，对你没有任何好处，只会让你打乱自己的节奏，对你的生物钟产生消极影响。从现在开始，我们关注的不再是最大限度地延长在床上躺着的净时长，而是睡眠时间的一致性、节律，还有深睡眠时长。而你从22:15开始也能完美地实现这一切。所以，请尽情享受这多出来的时间，对5个完整又安稳的深睡眠周期和充满能量的周三清晨心怀期待吧！

　　这个原则之所以令人惊奇，是因为它将以下这两者完美地结合在一起，即通过锚定睡眠时间实现的一致性以及通过睡眠周期实现的灵活性。不论你是不是正在读一本特别吸引人的书，或者突然来了个紧急电话，又或者是完全相反的情况——一点干扰你睡眠计划的事情都没有，我们都可以自己决定自己的睡眠，巩固我们的睡眠节律。

> ## 脑海烙印 10
> **一致性与灵活性的结合使我们通向**
> **充足深睡眠的道路更为平坦。**

　　要想一如既往地打好这一手牌，我还要再提一件事："睡眠纯粹主义者"总是要求锚定起床时间和就寝时间能始终一致，我却建议大家现实一点。绝大多数人都不能在日常生活中做到这一点，他们也不会想这么做的。此外，一般来说，我们可以控制我们的起床时间，却不能控制自己何时入睡。要是你想要做到百分之百，并且确实能做到的话，那我当然支持你这么做。可是即便只能做到百分之八十，也就是让一致性和灵活性结合起来，就足够为我们铺平通向充足深睡眠的道路了。最重要还是保持我们的节律，始终维持在同一个时间起床。

　　也许你在听说了社交时差的问题又了解了周末睡懒觉的坏处以后会有点沮丧。不过，这些可能已经不在你的考虑范围之内了，因为通过"锚定起床时间"的巧妙原理，我们发现了深睡眠公式之中最重要的秘密之一，它能够立刻产生效果，并且使用极其方便，这足够弥补"我不能再睡懒觉啦！"带来的短暂冲击，是不是？

　　有了这些知识和动力，我们就可以解决一个对很多人来说都算是巨大痛点的问题了。人类天生就是昼行性动物，进化让我们天亮的时候清醒、天黑之后入睡。如果我们按照这样的节

你会睡觉吗？

律去生活，如果我们学会了应对压力，学会清除道路上的障碍，那么我们也能得到一流的深睡眠。如果我们的节律背离了进化的自然安排，那就有可能对身体和精神都产生严重的影响。很多人都要面临这样的挑战，比如护士、服务人员、餐饮从业者、警察、消防员、医生、飞行员、大货车司机、垃圾处理人员、清洁人员、护理人员、安保人员、物流工作者，他们都是我们社会的重要支柱，没有他们，我们的日常生活也就无法正常运转，我们对他们充满了感恩。加上他们是拿自己的深睡眠去冒险，从而影响了自己的生活质量与健康，那就更值得我们表达更多的感谢了。难道你认为这对你我就没有影响吗？当然有啦！在越来越多的行业中，轮班制工作已经成为常态，比如夜里还在电脑前编程，与身在其他时区的团队成员进行电话会议，或者一大早就出差。轮班工作是我们全社会的大问题。一个大部分人的生活都与自然节律脱节的社会，必然是一个压力更大、更烦躁、更病态的社会。

我们总是会回到同一个问题上来，也就是我们必须接受这种情况并且承担其后果吗？还是我们可以改变生物钟并且保持自己的节律？答案是肯定的，我们可以做到这一点。不论我们从事的是哪一种形式的轮班工作，这一章探讨的内容对我们都能有所帮助。所以，我不想具体地把每一个可能的出差目的地、每一种轮班时间表、每一种对应的指令说明都列出来。我更愿意帮助大家了解其背后的系统，这样你就可以根据个人情况，制订出最适合自己的流程。理解系统永远比接受事无巨细的具体指导有价值，因为这样你就能为各种情况找到解决方案，而不再需要依赖死板的指导原则。下面，我们开始吧！

奇妙的人体：最低温度

我想先给你看一些能够改变你一生的东西。请看下面的这幅插图。

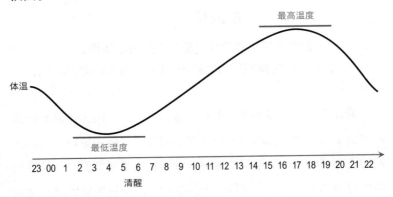

人体24小时之内的温度曲线

图表里显示的是什么呢？是决定我们（睡眠）生活的一个系统，我们如果能掌控它，就能决定自己的能量水平。这个系统的缩写叫TMin，是"最低温度"的意思。这个概念看起来很简单，却具有不可思议的力量，足以改变我们的生活。我们不需要用温度计来测量自己的TMin，因为它差不多是自动运转的，前面的插图就显示了人体24小时之内的温度变化，最低温度总是出现在我们起床之前的90到120分钟，这是生理上的锚定值。如果你像前面的例子一样，早上6点钟起床，那么你的最低体温就出现在早上4点到4点半之间。而如果你还不能很好地掌控自己的节律，对锚定起床时间也还不太确定，那么你可以取过去3到5天的平均值作为参考。

> **脑海烙印 11**
>
> **生物钟变化的参考点是我们的最低体温，**
> **它会出现在我们起床之前的90到120分钟之内。**

为什么最低体温和体温本身都这么重要呢？因为体温是让我们的整个身体保持相同时间和节律的信号。更确切地说，它让我们的所有细胞——不论是脑细胞、骨细胞还是肠细胞——保持相同的时间和节律。温度就像一个为我们体内所有细胞组成的交响乐团把控节拍的指挥家。

现在我们就可以运用这位"指挥家"来影响自己的生物钟了。我们要运用的是一个十分迷人的生理学原理——在最低体温出现后的4到6小时之内，生物钟对变化非常敏感。这个原理在所有人身上都是一样的。这么一来，我们就能轻松地对它进行调整了，我们把这个时间窗口称为"调节窗口"，但它并不能用于每一种变化，只能向前调整。

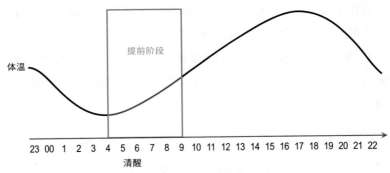

将生物钟向前设置的时间窗口

我来举个例子，比如，你一般每天早上 6:30 首次接触强光，而这一次你 5:30 就接触强光了，那你的生物钟就会向前调一个小时，第二天你也会想要早起、早睡一个小时。我们管这种调整叫作"提前阶段"。

与此相对应的是"延迟阶段"，它出现在最低体温出现之前的 4 到 6 个小时，可以让你的生物钟向后调整。这里我再举一个例子，晚上 11 点接触强光会让你自动想在第二天早晨晚点起床，第二天晚上又想晚点睡觉。这背后的原理非常好记：TMin 出现之后，生物钟可以向前调整；TMin 出现之前，生物钟可以向后调整。（速记口诀：之后向前，之前向后。）从逻辑上讲，生物钟向前调整可以让所有事情（比如起床和睡觉）变得更早，而向后调整可以让所有事情都变得更晚。

　　如果我们注意遵守这个原则，了解自己的最低体温，我们就可以在光线的帮助下有计划地将我们的生物钟前后调整。鉴于每个人都知道自己的体温何时到达最低点——第一次接受光照之前的90到120分钟——那么我们手里就已经有了应付轮班工作、出差的全部工具。我们不需要人工的刺激或者复杂的手段，只要生理条件和光照就够了。

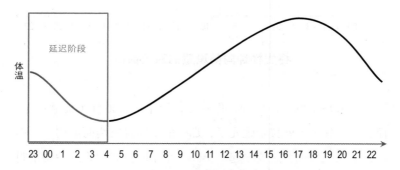

将生物钟向后设置的时间窗口

　　在我们对时间最敏感的"调节窗口期"之后，还有第三个重要的时间窗口。这个阶段的名字非常诡异，叫作"昼夜节律死区"。在这个所谓的"死区"里，只要你愿意，你就可以尽情地接受光照，而不会对你的生物钟产生任何影响。我们的"时钟"在这个阶段并不敏感，所以我们也就无法调整它。比如，你出差去新加坡，落地的时间刚好在这个"死区"里，而你下了飞机，看见光照感觉很高兴，想着这肯定能帮助你适应新的时区，那最好还是放弃这个念头吧！因为在这个时段，你的生物钟不会受光照的任何影响。中午散步也是一样的道理。散步对你是很有好处的，它能让你放松，你可能会吸收一些阳光，在体内合成维生素D，光照还能让你心情愉悦，这些都对你很有价值，只不过它对你的生物钟不能产生影响。可是，晨练能强化你的节律，因为这个时段的光线可以稳定你的生物钟和昼夜节律。就像生活中经常出现的情况一样，时机才是至关重要的！

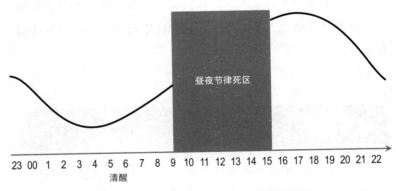

早晨6点起床前提下的昼夜节律死区

　　在这一章里，我们一起探究了生物钟的影响，还有它与最低体温之间的联系。除了光照，运动、温度和饮食也是影响昼夜节律的因素。你会在下一章进一步了解这些因素怎么运用，但是，我要先在这里对你表示感谢，因为我已经讲完了我们需要的所有基础内容。我们已经清除了障碍，找到了"清空压力"的按钮，应该为这些最早的、快速获得的胜利庆祝一下。这些应该已经帮上你的忙了吧？在接下来的章节中，我们还会一起探讨具体的细节。我们思考一下怎样才能更快地入睡。你已经学到所有基础知识。还有非常重要的一点，你要想一想完美的早晨应该是什么样的，还有怎么安排一整天的生活才能让我们不管压力多大都能在晚上获得健康的深睡眠。我们还会一起审视人生的各个阶段，一起找到只属于你自己的完美安排。我可太期待了！

我再剧透一下，接下来，我们要一起看看应对时差和轮班工作的最佳策略。一个小提示：它和锚定起床时间与最低体温有关系。

本章要点

1.社交时差会引发和旅行时差十分相似的症状，并且危及我们的深睡眠。

2.周末睡懒觉就像坐飞机去纽约，你生物钟的节奏会一次又一次地失调并重新适应新节奏。

3.在固定时间起床做4件简单的事，你就既可以在周末睡个懒觉，也不会打乱生物钟。

4.有了锚定起床时间和就寝时间的帮助，你就能灵活地应对日常安排的变化了。

　　5.体温是个了不起的"指挥家"，有了它的帮助，你可以对自己的生物钟进行调整。

放大聚焦2

所有问题都有一个答案

萨钦·潘达说过："从某种角度看，我们都是轮班工人。"在上一章里，我们已经知道为什么他的话大体上是正确的。不过，我们在这部分要探讨的是真正的轮班工作，比如医院、餐饮业或者工厂里的轮班工作。比如我们先连上三天白班，再上三天夜班，那对我们的健康是非常有害的。因为这种剧烈的变化会让我们的皮质醇分泌完全失衡，从而进一步影响我们的多巴胺系统。如果我们能够保持工作的连续性，并且尽可能地连续14天都排同样的班——即便是周末也这么排——那我们就可以避免这种情况。

这就是针对轮班工作最理想的情况。不过我也知道，不是所有人都有能够随意安排工作时间的条件，不是所有人都能享受这样的自由，所以我才希望和你一起了解一种可以帮我们减轻这种负面影响的可能性。而决定性的因素就是前文谈过的"最低体温"原则。

脑海烙印 12

我们应该在自己想要清醒或者已经清醒的时候
尽可能吸收最多的光线。
而在我们感觉疲惫、想要睡觉的时候
尽可能少地接受光照。

我通过下面这个具体的例子来说明上述原则是怎么在轮班工作中运行的。假如我们轮班的时间是从下午6点到凌晨3点，我们可以在下面的示意图里看到体温变化的曲线，那么对应的时间就是这样的：

- 入睡时间：凌晨5:30。
- 起床时间：13:00。
- 最低体温出现时间：中午11:00。
- "提前阶段"：11:00—16:00。
- "延迟阶段"：6:00—11:00。

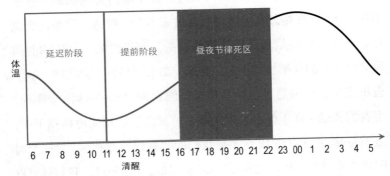

轮班工作情况下的体温变化

关键是什么？想想之前的脑海烙印。对！关键就是轮班期间吸收足够的光线。这会对我们的身体发出"保持清醒"的信号。可是等凌晨3点轮班结束以后，我们的眼睛就不应该再接受强光了。如果实在无法避免，我们可以在看电视、刷牙、卸妆或者上厕所的时候戴上防蓝光眼镜来保护眼睛。从凌晨3点开始也就是离睡觉还有2.5个小时的时候，我们就应该做好一切准备，好让体内的褪黑素水平上升。如果还能规避其他深睡眠杀手（比如不再做剧烈的运动，不再吃味道重、分量大的食物，尤其是在下班之后你还不那么饿的情况下），那么在凌晨5:30就寝以后，我们就可以把对深睡眠的有害影响降到最低了。我们还是以90分钟的周期为单位，假设要睡5个周期，也就是7.5个小时，那就是睡到下午1点，然后最低体温会在中午11点出现。现在最重要的就是利用我们自己的"调节窗口期"了，也就是让身体吸收大量的光线，从而触发皮质醇的释放，告诉身体"新的一天开始了"。你可能要问："之前你说过，正午前后是所谓的'昼夜节律死区'，现在怎么居然彻底反过来了？"没错，我是这么说过，但是这始终是和最低体温挂钩的，而不是某个具体的时间段。假如我们在早晨"正常"起床，那么"昼夜节律死区"确实会出现在正午前后，也就是最低体温出现之后的4到6个小时。可我们要是下午1点才起床，那么"死区"会相应地移到下午，这就意味着17点到18点才是我们的"昼夜节律死区"，这个时间段不能对生物钟产生强烈的影响。知道了这一点，我们就可以利用之前探讨过的工具来应付轮班工作了，我们可以掌控自己的生物钟，让这种变化来得没那么猛烈。

抗时差策略

你打不起精神来，头疼，流眼泪，心里想着前面那个人刚才说了什么来着？这情况听着耳熟吗？没错，倒时差就是这样的感觉。这在我们度假的时候已经够令人厌烦了，要是赶上重要的会议，就是更严重的问题。因为没有精力、头疼、眼睛发红、注意力严重不集中的状态会让人很难完成手上的任务。很多人还会遭遇消化问题，有可能难以入睡（比如在向东方旅行的时候），或者过早醒来（向西方旅行的时候），还会频繁夜醒。简而言之，倒时差真的很痛苦。所以现在正是我们摆脱这种痛苦的时候了。

说起时差，我们通常会把两件事情混为一谈：旅行疲劳和跨时区时差。我们这里要讲的主要是后者。虽然不可能彻底避免，但我们可以学习一些策略，把它的负面影响降到最低，并且快速摆脱这种影响，不论是要去参加商务演讲还是假日公路旅行，我们都能保持良好的状态。我们开始吧！

我们首先看一看倒时差期间我们的身体到底会发生什么。时差意味着我们的生物钟与当地的明暗或者昼夜节律不一致。假设我们的生物钟是按照欧洲时间设置的，而你在下午5点到达纽

---

1 这部分的时间和时差是以欧洲时间为基础进行叙述的。

约,那么你的身体就会体验到十分明显的差异——纽约的天还亮着呢,而你体内的时钟指向的时间是黑透了的夜晚。因为欧洲已经是晚上11点了。

这听起来没什么,但是,我们已经认识了生物钟和睡眠系统的微调给我们的身体带来的影响,就知道这个问题其实很棘手。有些人对这种情况的反应十分强烈,有些人则稍微弱一点,但是都会有反应。尤其是步入老年之后,由于分泌褪黑素的能力减弱,这种影响会变得更加强烈。此外,向东方旅行的时差反应会比向西方旅行的时差反应更强烈。

这背后的原因在于我们的自律神经系统,也就是我们在之前的章节中认识的"油门"和"刹车"——交感神经系统和副交感神经系统。它们在我们的自律神经系统中起着决定性的作用,而"踩油门加速"比"踩刹车减速"要容易一些,也就是说,保持清醒比立刻入睡要容易一些——从进化的角度看,这是很有道理的。正是因为二者不对称,我们才能更容易地在较长的时间里保持清醒,这正是我们向西方旅行的时候需要做到的。如果我们要向东方旅行,那就必须更早地入睡,这可就困难多了。所以我们才需要对抗时差的策略。

向东方旅行

我们分别看一看向这两个方向旅行该怎么办,就先从向东方旅行开始吧!比如说我们要从柏林飞到东京,那么时差就是+7

小时。在这里，我们要再次利用和昼夜节律有关的知识，切换成"提前阶段"的流程。也就是说，如果可能的话，我们从出发前两三天就开始更早吸收光线、更早进行活动、更早进食，这么一来，我们就可以把生物钟向前调整一些，从而创造出一种可能性——在东京落地以后，可以在最合适的时间窗口摄入阳光，而不是在"昼夜节律死区"，更不是在延迟阶段的时间窗口，那可就是最糟糕的情况了。

　　这些出发前的准备工作非常有效。登上飞机之后，我们要尽量在航程的前半段睡觉，这样，睡眠压力（关键词是"腺苷"）才能在晚些时候达到足够高的水平。着陆之后，我们一定要戴上墨镜——最好在下飞机之前就戴上，一直戴到我们最低体温出现的国内时间为止（比如我们的锚定起床时间是早晨6点，那我们最低体温出现的时间就是欧洲中部时间的凌晨4点，或者东京时间的中午11点）。下飞机以后，即便肚子还不饿，我们也要按照当地的时间用餐。如果日程安排实在不允许的话，那我们就直接放弃这顿饭。总之，无论如何都不要按照国内的日程安排进餐时间，这么干只会让时差的影响更大。通过这一套流程，我们可以让生物钟每天向后推1到3个小时。

向西方旅行

　　这对我们来说更容易应对。即便如此，着陆之后尽快吸收光线，在简短的休息时间里做做运动——哪怕只是爬爬台阶也行，以及在精心计划之下进食或者摄入咖啡因，这些操作都会有所帮助。这么一来，我们就能更久地保持清醒了。不过，我们必须避免在下午睡午觉，因为睡午觉只会减少我们晚些时候入睡而必需的睡眠压力。掌握了这些基本策略，我们就能持续地缓解时差带来的影响了。

那么短期旅行该怎么做呢？对此，我的建议也很明确：照着在家里的安排进行就行了。只要短期旅行的时间不超过72小时，我们就不用调整生物钟。具体怎么做呢？尽可能去还原家里的条件和环境，并且保持自己原来的习惯——从锚定起床时间，到固定的用餐、锻炼时间，再到戴着防蓝光眼镜刷牙。这会让你的整个睡眠系统更为稳定，而稳定的睡眠系统对经常跨时区出差的人来说是至关重要的。

脑海烙印 13

不需要坐着飞机跨越不同时区，
只要不是始终如一地保持身体节律，
我们也会体验到时差带来的影响。

入睡并不是按下一个开关，
它更像飞机着陆的过程。

第六章

"着陆"准备就绪：更快进入深睡眠

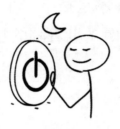

快速入睡

我敢打赌，你一定有过这样的经历：你清醒地躺了足足15分钟，而身边的伴侣用不了一分钟就睡着了。你嫉妒了吗？用不着这样。实际上你一切正常，倒是你的伴侣需要读一读这本书，因为对方或许需要它的帮助。这是为什么呢？接下来，我们就要开始探讨"入睡"这个最重要的话题，以及如何更快地进入深睡眠。

　　我没有做过统计，但是这确实是客户最常问的问题之一。"克里斯，我晚上总是要躺上很久才能睡着，我是不是有入睡障碍啊？我该做点什么呢？"这是一个非常普遍的问题，因为每个人都有过一两次整夜失眠的经历。躺在床上翻来覆去，隔不了多久就起来一下，思绪止不住地疯狂飞驰，闹钟嘀嗒响着，闹铃响起的时刻逐渐逼近，压力水平逐渐上升……"我一定得睡觉才行，明天还得早起呢！整夜睡不着太糟糕了！"不幸的是，这种情况普遍存在——很多客户都对我说自己有"难以入睡的问题"。而当我问他们"那你入睡需要多长时间"时，他们就会回答"15到20分钟吧"。你是不是也是差不多的情况？那我先简单、直接地明说了吧！用不着紧张，你根本没有入睡问题。需要15到20分钟才能入睡是完全正常的——入睡这个过程并不像按个按钮关上电灯那么容易。

很多人听了上述回答，都会觉得如释重负，因为这个问题给他们带来了很大的压力。也因为和睡眠相关的误解太多了，其中最大的认知误区大概就是认为入睡越快越好。有些客户经常对我说："克里斯，我们必须做点什么来改善一下，不过入睡这方面倒是不用了，我在这方面没什么问题，一躺下就睡着了。"好吧，那我们还真的非得从这一点入手不可啦！如果一般来说只需要不到5分钟就能入睡，而且几乎随时随地都能睡着，那就基本上可以确定，我们的身体处于长期过度疲劳的状态。这可能是因为睡得太少，也有可能是另一种我经常遇到的情况，那就是没能获得充足的深睡眠。回想一下，我们大脑中的睡眠压力是由腺苷水平决定的，它在我们体内的表现有点像沙漏里的沙子，清醒的时候沙粒缓缓向下漏去，填满沙漏的下层；而当我们处于睡眠时，这个沙漏则会颠倒过来，此前被填满的一半再次得以清空，也就是我们的睡眠压力会重新降低。如果我们夜间休息得不够，分解的腺苷也会很少，那我们醒来以后就得带着过高的腺苷水平开启全新的一天。如果入睡需要的时间不足5分钟（这就是"睡眠潜伏期"），那我强烈建议你仔细检查一下。

这是因为入睡并不像按个按钮关上电灯一样容易，它更像飞机着陆，而这个过程可能会长达20分钟。在这一章里，我们还会谈到很多可以帮助你更快入睡、更快进入深睡眠的有效方法，不管怎么说，这些方法都是对你很有价值的。假如你真的需要30分钟以上才能"着陆"，或者根本就没办法入睡，这就真的成问题了。不过不用担心，我们会一起解决的。你很快会看到，我们的方法都是建立在之前已经学到、完全掌握的内容上的。不但"入睡难"这个痛点能得到解决，那些影响体温和生物钟的新技能，也能在这个过程中帮上大忙。

> **脑海烙印 14**
>
> **如果你平常入睡所需的时间少于5分钟，**
> **那么你有可能已经处于长时间过度疲劳的状态。**

这一章的主要目标就是以理想状况"着陆"。读过之前的章节，我们已经了解了对这架"飞机"来说最重要的基本情况。我们了解它的构造、它的工作原理、它的弱点所在，以及如何对它进行调整。现在我们要探讨的首先是"降落"问题。我们要让我们的身体和心灵平稳"着陆"，等它们都稳稳地停在"陆地"上，我们就可以让"涡轮引擎"进入休眠模式了。为了实现这一点，我们要做的是降低自律神经系统的激活水平，从由交感神经系统主导的状态切换成由副交感神经系统主导的状态，也就是我们的休息模式。这是快速进入第一个深度睡眠阶段的关键步骤。关键词是"巩固深睡眠"。我们进入第一个深睡眠阶段的速度越快、在前半夜得到的巩固深睡眠越多，就越好，因为每过一个睡眠周期（90分钟），深睡眠所占的比例都会随之下降。

大脑"电源关闭流程"

对于理想的着陆状况来说，着陆进场的航程是至关重要的。我们管这段航程叫作"电源关闭流程"。请想想飞机上的广播："女士们，先生们，我们现在即将离开巡航高度（压力模式），开始着陆进场（电源关闭流程），我们将在15分钟后到达目的地（深睡眠），感谢您选择乘坐本次航班，期待与您再次见面。"

大脑"电源关闭流程"为巩固深睡眠创造了理想条件。我们要消除引发皮质醇和肾上腺素释放的充满压力的想法，让飞速运转的大脑平静下来。我们要让心率和脑电波都逐渐减缓，并阻止压力激素的释放。我们还要消除各种深睡眠杀手。所有这一切都是为了达到一种状态，一种用这句话来描述既优美又恰当的状态："从明亮步入幽暗，从迅速步入缓慢，从炎热步入凉爽。"

我们可以通过观察静息心率随着时间发生的变化来了解这一进程。如果我们的静息心率在前半夜达到最低值（如下面左图所示），那就表明我们十分顺利地进入了休息状态；如果我们的静息心率在接近凌晨的时候才达到最低值（如右图所示），那就表明我们需要更长的时间才能静下来。

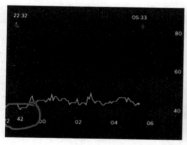 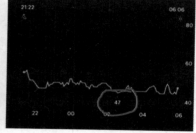

运用和未运用"电源关闭流程"的静息心率变化

各种睡眠指南为我们提供了数不胜数的夜间睡前流程。我们将专注于其中的几种，它们的效果都是快速且可持续的。当然也可以随时再往里面添加，不过我们首先要了解的是最直接、有效的办法。我们这个深睡眠"着陆"流程主要分为以下三个步骤：

第一步：快速释放褪黑素

"着陆"的时候，第一步尤其重要，甚至可以说是最重要的一步。

这个第一步是基于哈佛医学院的一项突破性研究，该研究针对的主要是"睡眠激素"褪黑素。褪黑素是一种对光线非常敏感的激素，它的释放量在明亮环境下最低，而在黑暗环境下则会升至最高，这个时间通常是在凌晨1点到3点之间。哈佛医学院的一个研究小组研究了褪黑素与使用电子设备的关系，希望以此了解这些设备会对我们的睡眠产生什么影响——在当前这个居家办公、视频会议和在线教学十分普遍的时代，这无疑是个十分热门的话题。

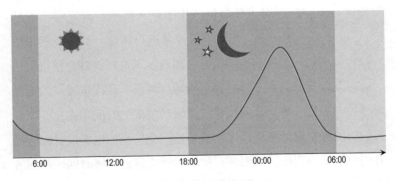

褪黑素水平的变化

研究中的受试者被分为两组，一组阅读纸质书，另一组用电子书阅读器读同样的内容。两组受试者要做的都是在睡前4个小时开始阅读。这项研究只进行了5天，得出的结果着实令人惊叹：短短5天过后，使用电子书阅读器的小组成员的褪黑素分泌就向后推了1.5个小时。可见我们的睡眠激素对光线多么敏感，不但分泌时间推迟了，电子书阅读器组成员的褪黑素水平也比对照组低很多——事实上甚至低了55%。受试者表示，他们感觉困倦的时间明显更晚，困倦的程度也更轻。这样的情况也体现在对受试者神经系统的测量中：在入睡前一小时，电子书阅读器组成员的脑电波频率明显更高，他们入睡得比纸质书组更晚。第二天早晨，电子书阅读器组成员的警觉性水平也明显更低，他们会感觉自己不太有精神，需要花上几个小时才能达到与纸质书组相似的警觉性水平。这些结果清晰地证明，虽然才用了5天的电子书阅读器，但它已经对人体时钟产生了巨大影响。研究得出的结论："近年来，使用会发光的电子设备进行阅读、交流、娱乐的人数大幅增加，而我们能够断言，睡前使用这些设备会使得人们入睡时间延长，昼夜节律时钟运行速度减慢，让促进睡眠的褪黑素维持在较低水平，从而减少快速眼动睡眠的时间和占比，降低人们第二天早晨的清醒程度。睡前使用会发光的电子设备也会提升当时的清醒程度，从而使得使用者随之推迟入睡时间。总而言之，我们认为睡前使用可发光的便携式电子设备产生的生物效应会加剧睡眠不足的情况，扰乱昼夜节律，对工作表现、安全和健康产生负面影响。"

这背后的原因就是蓝光。我们深入看一看这个问题。蓝光是光谱中波长400纳米到500纳米波段的光线，它有可能存在于每一种光线之中。你可能知道，可见光之中包含了彩虹里的所有颜色，每种颜色的光波都有不同的波长。红色的波长最长（接近800纳米），紫色的波长最短（低至400纳米），如果所有颜色一起出现，那我们看到的就是白光，比如太阳光。光线越亮，蓝光所占的比例就越高，比如医院灯光。现在好玩的就来了，不同的颜色会激活我们眼睛之中三种不同的感光蛋白，统称为视蛋白。你还记得生物课上学过的视锥细胞和视杆细胞吗？视锥细胞中含有光敏蛋白，它掌管着我们的色觉，而视杆细胞中含有视紫红质，它对我们在昏暗环境下的视觉非常重要。几年前，人们又发现了第三种视蛋白，那就是黑视蛋白，它对蓝光的反应最为强烈，堪称我们的"蓝光探测器"。每当蓝光进入我们的眼睛，接触到黑视蛋白，就会通过视神经传递到一个叫作视交叉上核的微小器官上。这个核很小很小，还没有米粒大，却包含着大约2万个神经细胞。它位于我们的上颌上方，在两颗眼球之间，是我们身体的内部时钟。每当视交叉上核被激活，它就会向全身所有细胞发送一个信号。这就意味着，一旦视交叉上核被蓝光激活，视交叉上核就会向大脑发出一个"现在很亮"的信号，大脑接收到信号，把这个信号翻译成"现在是白天"的信息。不管眼下到底是什么时候——哪怕是午夜时分——大脑都会这样做。

　　然后会怎么样呢？大脑接收到"现在是白天"的信号以后，

你会睡觉吗？

褪黑素的分泌就会减缓，身体会觉得："我又不想在白天感觉困倦，要睡眠激素干什么呢？"可现在并不是白天，而是傍晚，甚至是夜里。有趣的是，这个原理同样适用于许多盲人，因为他们虽然没有能够正常工作的视锥细胞和视杆细胞，黑视蛋白却是正常的，这意味着虽然他们什么都看不见，却依然可以感知亮度和昼夜节律。

这一研究领域当前十分活跃，我们总是能不断听到许多全新的见解。比如最新的研究表明，在纯蓝光之外，光线的强度也发挥着重要的作用，强光一样会导致视交叉上核发出"天亮了"的信号。

在我的睡眠训练课程中，我总是会强调蓝光对深睡眠的影响，因为它实在太重要了。而客户们总是这样回应我："克里斯，这些都很有意思，可是我很安全，我都是用手机和平板的黑夜模式，而且我的笔记本电脑里甚至有个在晚上可以过滤蓝光的软件。"毫无疑问，这是个很好的开始，我也强烈推荐你这样做。如果你的手机还没有激活黑夜模式，那请暂时放下这本书，现在就去激活一下。不过，此外还有很多很少被人提及的强光和蓝光光源，请务必记住以下几点：

- 电视和电脑在晚间都是非常令人讨厌的蓝光光源。
- 关于工作场合的灯光："医院照明"类型的灯光越强，也就是光线越白越亮，其中蓝光的比例就越高。
- 傍晚要去超市或者商场买点东西？要小心了，因为这种地方通常会有很明亮的天花板照明，它会激活我们的"蓝光探测器"（黑视蛋白），向大脑发出"现在是白天"的信号。

● 机场和酒店大堂的情况也是类似的。

● 酒店客房也是同样的情况，如果你使用房间的总开关的话，那么天花板照明亮起的同时，你也就打开了更多蓝光光源。

● 最后也是最重要的一点：在浴室里卸妆或者刷牙的时候，打开灯光就等于近距离享受了一次"蓝光沐浴"，可这些事又往往都是睡前才做的。

我们还可以列出很多在傍晚的活动中几乎必然会遇到的蓝光光源。不过最重要的还是要清晰地认识到，我们从蓝光光源那里接收到的信号会让我们的生物钟彻底陷入混乱。身体可不在乎现在到底是几点钟，也不在乎你到底觉不觉得累，它感兴趣的只有光信号。这是一个生理性过程，不是我们的意识能够左右的。如果我们想在23点或者24点感觉困倦，却又摄入了过多的蓝光，那我们就误导了自己的身体，让它以为现在是14点，结果就是，身体既不会释放对应的激素，也不会感觉困倦。所以，光线大概就成了最被我们低估、导致睡眠质量不佳或者深睡眠过少的因素。原因也很简单——电子设备在我们的社会和住宅里太普遍了。随着科技的不断发展，我们家里的蓝光光源越来越多，黑暗却越来越少，马修·沃克甚至提出了"黑暗剥夺社会"这个说法。而萨钦·潘达则认为"数码时差"与社交时差相似，如今的我们每天都在经历数码时差。通过这一章，我们要学着夺回一

你会睡觉吗？

些黑暗，就像光线在白天可以强化我们的昼夜节律一样，黑暗在夜晚也能给予我们同样的帮助。总之，就让我们的夜晚稍微暗一点吧！这样，你在第二天早晨和之后的夜晚就能享受到它的好处了。

光照强度	光源
0.0001 勒克斯	无月、多云的夜空
0.002 勒克斯	无月且晴朗的夜空
0.27—1.0 勒克斯	满月且晴朗的夜晚
50 勒克斯	家庭起居室的照明
80 勒克斯	办公楼走廊/厕所的照明
100 勒克斯	阴沉且多云的白天
320—500 勒克斯	办公室的照明
400 勒克斯	晴天的日出或日落
1000 勒克斯	阴天，典型电视演播室的照明
10000—25000 勒克斯	有全日照的白天（无阳光直射）
32000—100000 勒克斯	阳光直射

不同光源的光照强度

数字化发展的弊端之一就是强化了数码时差，不过我们也能够减轻或者完全规避蓝光可能带来的不良后果。我们既不需要像石器时代的人那样在闪烁的篝火旁边吃饭、看书，也不需要在黑屋子里干坐着，既不开电视也不用手机。我们要做的是既享受晚间的休闲时光又能活用工具和技术，既简单又实用地减轻蓝光的影响。这一点不但可行，也不需要让生活发生巨大的变化，或者对自己进行限制。

最简单、快捷的办法就是佩戴橙色镜片的防蓝光眼镜，我管这个叫"深睡眠眼镜"。早在30年前，这种眼镜的效果就为人们所熟知了。人们当时对它的了解主要是它与偏头疼之间的联系。不过直到最近，人们才发现它在神经元层面对我们深睡眠的影响。只要戴上这种眼镜，蓝光就无法传递到视网膜上，也就不会被相当于"蓝光探测器"的细胞接收，所以我们的生物钟也就不会收到错误的信号了。在理想的情况下，我们应该在上床睡觉的两个半小时之前戴上深睡眠眼镜，因为我们的"睡眠激素"褪黑素的分泌会在这个时间点明显增加。如果你因为某些原因不能提早戴深睡眠眼镜——比如你还要参加商务活动或者约会——那么哪怕只提前一个小时戴上也比根本不戴要好。假如实在不方便的话，那就至少在镜子前面刷牙的时候戴一下吧！我们会得到更多的深睡眠、更多的能量，还有更多的精力，而这一切只需要戴上一副深睡眠眼镜而已。

脑海烙印 15

只要佩戴的时机合适，橙色镜片的防蓝光眼镜就能
带给我们更多能量和精力。

还有一点要格外留意，刚才我们也看到了，就是除了蓝光本身，光线的亮度对我们也是有影响的。所以我比较推荐深色的眼镜片，颜色越深越好。如果你平时戴框架眼镜的话，那么你可以买一副那种夹在眼镜上的有色镜片，就像某些太阳镜一样，这样既能使用光学镜片原本的功能，也能靠有色镜片起到保护作用。

还有一个小建议：请不要一直戴着防蓝光眼镜。有些验光师可能会推荐你这么做，可后果是什么呢？我们白天需要蓝光向生物钟发出"现在是白天"的信号，只有到了晚上，蓝光才对我们有害。如果我们从起床那一刻起就开始过滤蓝光，我们就得不到这个信号了。甚至有研究表明，这么做会增加罹患抑郁症的风险。原因也很简单，因为我们又给身体发出了错误的信号，从而编造出一个虚假的现实。这里我还得再重申一遍：一切都取决于把握正确的时机。

除了"深睡眠眼镜"，我们还可以对家里的一些小细节进行调整，这也会带来巨大的影响。比如我们可以避免让眼睛直接接触到明亮的光源，尤其是天花板上的光源，因为我们的身体会立刻"以为"当前是白天，而且来自上方的光照会让我们产生"此时有阳光照耀"的错觉。因为黑视蛋白位于眼睛的下半部分，所

以它们会对来自头顶上方的光源更敏感。因此，我一到傍晚时分就会关掉吸顶灯，改用台灯或者落地灯来照明。对了，我最后还得再插一句，刷牙的时候最好戴上橙色镜片的深睡眠眼镜，或者尽量不要直视灯光，不然就相当于在"平稳着陆"进入睡眠的最后几米航程给自己造成损失了，那多可惜呀！

白天，对我们来说更有价值的是相反的规则——我们不能避光，反而要大量吸收光线！如果有可能的话，尽量多在户外活动活动，让眼睛多见见光。这在工作日里未必可行，所以周末就显得尤其重要了。不过工作日的午休时间、打电话的时间或者开"散步会议"的时间都可以利用起来。总之，就是要尽可能活用所有能让身体接受光照的机会，从而让生物钟和睡眠节律更为稳定。就像我之前说过的那样，对深睡眠的投资从起床那一刻起就已经开始了。你可以在厨房的窗前（窗户开着比关着好，因为窗玻璃会阻挡部分光照）或者露台上做一做4—8—4呼吸法，这不失为一种轻松开始全新一天的方法，还能立刻为你带来你所需要的东西。没有比这更轻松、更简单的促进深睡眠的方法了。

以上都是简单且有效的基本技巧，如果我们想要进一步改善我们的深睡眠，那么还有一系列进阶策略可供选择：

● 如果可能的话，不妨给全屋安装上调光器，这确实需要花些钱、耗费些精力，却绝对是一笔能让你受益匪浅的投资。

● 把LED灯换成橙光或者黄光的灯泡。

● LED灯当然比传统的白炽灯节能许多，我们可以安装那种可以设定程序的LED灯，让它根据一天之中的不同时间来调整颜色。

● 我们刚才已经讨论了一些避免夜间频繁醒来的方法。如果因为要照顾宝宝之类的因素，这样的情况还是发生了，那么打开落地灯是个不错的选择，因为地板上的光线不会激活我们眼睛中的"蓝光探测器"。

● 读书、工作或者做饭的时候，都不太推荐使用天花板照明，还是只把书本、写字台或者厨房柜台照亮比较好。

● 比较新的显示屏都有过滤蓝光的功能设置，不然也可以使用f.Lux程序。

● 在笔记本电脑、手机、平板电脑上设置自动切换到夜间模式。

● 新款的电视往往有护眼模式，购买的时候可以留意一下。

还有一点要提醒各位，上面这些操作同样适用于儿童房，这一点我们之前也提过了。虽然可能得花点钱，但是对你的孩子来说，这可比什么假期或者新自行车有意义多了，因为他们会睡得更好，过得更有乐趣，阅读和学习也会更轻松！

还有一件事，你还记不记得几年前日光浴室流行过一阵，还有那种不涂防晒霜长时间晒日光浴的热潮？没错，你眼前都有画面了，是不是？我们现在已经知道这二者的危害有多大了，比如这样会很快导致皮肤损伤，还有其他很多后果。如今，我们面对这种有害的光照摄入行为只会摇摇头，太阳晒伤是看得见的，对睡眠的影响却不是马上就能察觉到的。所以，如果我们现在就开始巩固我们的深睡眠，那就相当于我们已经超越了自身所处的时代，因为我们是在让光照摄入适应我们自己的生理机制，我们还不需要为此放弃生活中的休息时间。

我们已经认识到了褪黑素的价值，但是它不仅仅对我们的深睡眠有帮助，还有很多其他重要的作用。褪黑素是个不折不扣的"全能选手"，它拥有许多对我们的健康发挥着重要作用的特性。以下是其中最重要的几种：

- 减缓癌细胞的生长。
- 增强对DNA细胞的保护。
- 减少自由基（抗氧化剂）。
- 调节血压。
- 激活免疫系统。
- 强化我们细胞的"动力装置"线粒体。

褪黑素对我们的身体有巨大的帮助。但请千万不要产生误会，光和蓝光本身可不是坏东西！只不过万事万物都有适合自己的时机而已。晚上该干点什么，我们已经聊过了。在下一章里，我们要谈一谈这些对我们的早晨又意味着什么。再强调一遍，起到决定性作用的还是正确的时机。

第二步：快速关闭电源

好了，褪黑素水平在平稳上升了，现在我们来"关闭电源"。我们要先做点这个，再做点那个，首先还得……所以下面先说一件重要的事——

> ## 脑海烙印 16
> ### 如果不觉得累，那就不要上床。

　　这个"脑海烙印"能够帮助我们把一条重要信息牢牢地"锁"在脑袋里：我们要做的不是最大限度地延长躺在床上的时间，而是要最大限度地增加获取深度睡眠和良性休息的机会。如果我们在极度兴奋的状态下匆匆忙忙地躺在床上，想着要快点入睡，反而对深睡眠不会有任何帮助，得到的往往是垃圾睡眠。所以，不如多投入一些时间，让身心都进入巩固深睡眠的理想状态，让睡眠这架"飞机"平稳着陆，实现"关闭电源"的效果。

　　我们已经学到了一些更快按下"关闭电源"按钮的技巧，比如4—8—4呼吸法。（或许你现在已经能做到4—12—4了？请继续保持！）你应该已经常常在白天这样做了，这可以增加你的抗压韧性，并让你的"关闭电源的肌肉"保持柔软和舒展，而在晚上我们也能从中获益。之前讲过的双耳听觉式呼吸法怎么样？它特别适合当成晚间日常习惯的一部分，是不是？也许还有不少其他的"电源关闭"流程也融入了你的日常生活，比如晚上用温水淋浴，或者泡一个不怎么烫也不怎么长的澡（这一点要千万注意，水太热或者时间太长都会给你的身体带来压力）。这里还有一件我觉得非常重要的事情：如果某一种方法对你来说没有效果，那是完全没问题的！完美的"电源关闭流程"并不存在，也没有什么万能的"关闭电源按钮"，每个人都是独立的个体。我们可以自己去寻找最适合的方法，不要为了虚假的期望而给自己压力。让"电源关闭流程"成为你夜晚个人生活的亮点。

"下载你的一天"这个方法，不但很多客户觉得好，连我自己也觉得非常有用。只要拿出一张纸或者一个笔记本，在睡前一小时把脑子里困扰你的一切都写下来就好了。这不是写给自己以后看的记录，而是仅为当下而写的东西。这么一来，我们就可以把飞驰的思绪从脑子里"赶出去"，带着"整洁"的头脑进入深睡眠了。研究表明，还有另一种方法效果更好，就是写一个第二天的待办事项清单，因为这样我们就不会满脑子都装着消极的想法了，而是用积极的想法和感受为这一天画上句号。消极的心态往往会延长入睡时间，并增加做噩梦的可能性。如果写东西对你来说太困难了，你可以利用手机上的语音备忘录功能。有些人可能也会做祷告。总之，最重要的是要理清自己的思路，并且带着积极的心态结束这一天。

感恩之情是最有效的情绪之一。不如这样试试看：在之前说的记录最后写下三件让你感激的事情，或者让你心怀感激的未来会发生的事。这就是一种心态上的转变！感恩是一种强大的情感，它能够驱散烦恼和恐惧，让我们完全活在当下。这话听着可能有点老套。不过实际上，哪怕是对再小的事情拥有感激之情，也会产生巨大的影响。

　　不论是感激之情还是其他积极的情绪，背后都藏着一个有效的思维原则：我们虽然不能控制哪些想法会出现，却可以积极地创造其他想法。所以我们可以把积极的想法置于消极的想法之上，把"白色"涂在"黑色"之上。因为一次只能想一件事，所以，这能有效地让我们重新完全掌控自己的思绪。如果这一招不起作用也没关系，还有其他很多能帮助我们的生理上的策略。

　　有不少适合我们的打造个人专属"电源关闭流程"的练习和活动。其中，正念训练就很受欢迎，自然也有其他很多不同类型的冥想练习。冥想已经被证实对睡眠障碍患者有所帮助。在第23届美国联合专业睡眠学会年会上，来自埃文斯顿西北纪念医院的拉玛戴维·古里内尼发表了一篇论文，文中写道："研究结果表明，在白天学习深度放松技巧可以改善夜晚的睡眠。"读书或者听有声书也可以让我们放松下来，帮助我们更好地"关闭电源"。当然，这本书最好别是惊悚小说或者心理恐怖小说。还可以试试我个人的最爱——挺卧式。这是一种瑜伽训练姿势，你只要在地板或者瑜伽垫上平躺几分钟，别的什么都不用干，就可以收获很好的效果。

　　你可能还知道更多能让自己平静下来的事情。不过重要的一点是，单纯停下手里的工作是不够的。比如关闭电脑的时候并不一定要按下电脑的电源键，但是主动去"关闭电源"可以激活副交感神经系统，降低自律神经的激活水平。

第三步："下线"

要做到主动"关闭电源"，有一个"按钮"尤其重要，那就是"飞行模式"按钮。下面是一个非常经典的例子：在某个夏日，吃上一份清爽的沙拉，然后在城里悠闲地散散步，边散步边回想这一天的生活，享受傍晚的阳光，一切都美妙极了。到家以后，播放一段最喜欢的音乐，读一点书，或者看一集电视剧。真是完美的"电源关闭流程"。接下来，刷完牙，只要把手机插上充电就可以。打开邮箱，有一封邮件，主题是"紧急"，所有的放松感瞬间消失了，一封小小的邮件就能让你重回紧张模式——交感神经系统马力全开，思绪再次全速运转。这个例子之所以典型，是因为工作邮件往往包含更多的负面消息。所以，不要在睡前最后一刻看手机，还是把手机放在不常看到的地方比较好。比如把它放在卧室里，而不是放在客厅、厨房，或者其他你在这个时段经常停留的地方。

提醒各位一下，我们当然可以不让深睡眠杀手在"着陆"前的最后几米发动攻击，从温度太高的卧室到睡前喝的东西（不管喝的是水还是酒），再到恼人的噪声和光线。如果我们能规避这一切，并且成功完成"电源关闭流程"，那么就不会出现什么大问题。除非我们遭遇了下面两种情况之一：

● 我们可能不得不提前支付一笔账单，或者玩了个让人生气的电子游戏，再或者和伴侣就感情生活中的困境展开了一番讨论。没错，我们确实能够从中得到一些东西，这些东西也同样很重要,但是它们可能对深睡眠造成真正的破坏性打击。

● 在沙发上不知不觉睡着了。这会破坏我们的整个睡眠结构,因为在最有价值的睡眠阶段——第一阶段——我们没能完美"着陆"。没准儿在惊醒以后,我们还会匆匆忙忙、跌跌撞撞地跑进卧室,甚至把所有灯都打开,还要快速刷个牙。这些最终都会破坏我们的睡眠结构,降低我们所急需的睡眠压力,让我们在生理上感受到一种"重振精神"的效果,可现在的我们完全不需要它。

请务必不惜一切代价避开上面这两种情况,不然,再好的"电源关闭流程"也起不到作用。只要找到属于自己的"电源关闭流程",并且认真执行之后,深睡眠往往会以相当快的速度提升到一个全新的水平。

进阶版数绵羊教程

你可能会想,数绵羊?还有比这更俗的招数吗?我完全理解你的想法,不过请再等等看。

很多人都曾说过:"我的床是个神奇的地方,往上面一躺,我就立刻把所有非做不可的事情全想起来了。"其实这是完全正常的,因为我们躺在床上会平静下来,我们的脉搏慢慢减慢,头脑跟着冷静下来,人也就放松了。所以,那些在压力之下被彻底压下去的念头也会冒出来。虽然这完全正常，却也是一种危险，它会破坏我们进入深睡眠的"平稳着陆"。无论个人的"电源关闭流程"多好，还是有可能会出现完全睡不着的情况。这种时候能帮上忙的就是有意识地进行呼吸练习——做一做4—8—4呼吸法，直到睡着为止。

上面说的方法按理说总是有效的，可是如果这一招也不管用呢？那我们就数羊吧。当我们躺在床上，四周一片漆黑，万籁俱寂，可满脑子都是要给小儿子过生日，招待他的小伙伴们，女儿要上台表演弹钢琴了，或者是自己要参加的足球比赛、很久没见面的前女友……这些想法可能都很美好，却让我们无法入睡。所以我们才要再次用上"一次只能想一件事，却能控制这一件事是什么"这个规律。好了，现在就让我们从5000开始往回数。对，不是50，而是5000，而且数字之间的间隔是17，就像这样：4983，4966，4949……你能数到4000以下吗？我的客户里几乎没有能撑到4000以后还没睡着的。这就是进阶版的"数绵羊大法"，不过你也没必要是数学天才或者心算高手，就算数错了也没有关系，这只不过是让我们的思维充分投入到一个特定主体之下的方法而已。它既对认知有足够的要求，让我们得以集中注意力，又不会要求过高，让人睡不着。我们还可以把它和有意识的呼吸法结合起来：先吸气4秒钟，然后呼气8秒钟，同时数出下一个数字，你也试试看吧！

需要很长时间才能入睡

"电源关闭流程"做了，绵羊也数了，该做的都做完了，可你还是清醒地躺了20分钟？别紧张！这完全不是问题。很多人每周都至少有一到两晚不能立即入睡。这种时候最重要的是不要一直在床上躺着，因为我们的大脑非常善于联想，我们可不想让它把"在床上躺着"和"醒着"之间画上等号。那么我们该怎么做呢？答案是从床上起来。

先简单自我检查一下，我为什么会睡不着？如果对自己足够诚实，那我们往往能够自行找到原因。我今天是不是在比平时更晚的时候喝了带咖啡因的饮料？我是不是运动得太激烈了？我都吃了些什么？什么时候吃的？……好好想一想原因可能是什么，这样第二天晚上我们就可以规避这些现象，重新回到日常睡前流程中去。

我们离开了床，也做完了自我检查，接下来就该犒劳自己一下了。如果我们脑袋里还是想着很多事情，那也许可以再来一轮"下载你的一天"。如果我们的情绪依然很高涨，那可以去冲个温水澡。也就是说，我们可以活用所有对现在有好处、可以帮我们再次"关闭电源"的工具。之后，关键时刻就来了：再想一想一个睡眠周期是90分钟，我们想要的是完整的睡眠周期，所以只能等到下一个周期再重新开始，这也就意味着我们有时间去做一些本来没办法做的事情，比如接着看书、听一会儿播客、整理上次度假拍的照片。如果下一个睡眠周期要开始了，我们还不觉得困呢？那就再多给自己一点时间。因为我们已经知道，没有必要延长躺在床上的时间，不如把这些多出来的时间用起来，等一个新的睡眠周期开始，我们又确实觉得困了，再上床睡觉也不迟。

我的很多客户以前都是在床上一直干躺着，并且越躺越有压力。"我得睡觉了，我真的得睡觉了，我不睡觉不行了！"重要的只有睡眠节律和我们的锚定起床时间，而不是躺在床上的最长时间。知道了这一点，他们的压力就彻底消失了。

只有一两个晚上出现这种情况并不会怎么样，哪怕只睡了两个或者三个周期，我们也能轻松应对。但是，如果连续几周、几个月乃至几年都要应对这种情况，那就应该采取对策了。

精准的时间把握

最佳入睡时刻是什么时候？这绝对是我最经常听到的问题之一。这也难怪，毕竟有这么一种说法：午夜之后的睡眠，不如午夜之前的睡眠有效。关于这个问题，我已经说过不少了，最重要的是记住这一点：我们是昼行性动物，也就是说我们习惯于白天清醒、晚上睡觉。这是最基本的原则。个体差异的确是存在的，而且我们的就寝时间往往不完全取决于我们自己，或者我们可能需要轮班工作或者出差，这些都可能对我们产生影响。接下来，我们可以学到一些技巧和策略来应对上述状况。关键词是"重置生物钟"。一般来说，在应对这个问题的时候，主要遵循以下两个基本原则：

● 我们已经看到锚定起床时间的关键作用。至于入睡时间，只要符合睡眠周期，我们就可以灵活掌握。不过有一点很明确，那就是整个过程还是越稳定越好。

● 不应该在没必要的情况下熬一整夜，因为我们是昼行性动物。从健康的角度来看，前两个深睡眠周期——就是最长也最有效的两个周期——开始早一点，还是对我们的身体是有好处的。

因此，如果可能的话，还是别太晚睡比较好。不过，如果你今天想稍微换一换心情，多看几集电视剧也没问题。毕竟你已经掌握了所有用来保持睡眠节律的工具。

突然醒过来

"我在哪儿？周围好黑啊，好安静啊！赶紧眨眨眼，到处摸索一下。我还在床上躺着呢。我刚才睡着了吗？对，我肯定睡着了。可是睡了多久？肯定不会太久，我刚才还看书呢。我的手机哪儿去了？手指终于摸到了手机，只看一秒钟就好。好晃眼啊，我得把眼睛眯起来。现在几点了？ 4:13，刚过凌晨4点。还有不到3个小时闹钟就该响了。讨厌，现在还想上厕所。行吧，赶紧去一趟，回来赶紧睡，我明天还能精神饱满地应对压力满满的一天……"

如果上面这种情况发生在你身上，不用担心。很多人半夜三四点钟都会醒过来。原因在于我们的祖先。在电力出现之前，大多数人都是晚上8点睡觉，凌晨4点起床。所以零点才会被叫作"半夜"，因为它刚好是晚上8点到凌晨4点之间的一半。如今的情况有所不同，我们上床睡觉的时间往后推迟了，起床的时间也往后推迟了，可是我们还保留着一部分来自祖先的昼夜节律，这也是很多人会在4点左右醒过来的原因之一。顺便说一句，我们醒来的频率其实比我们想象的要高得多，在一个完整的90分钟睡眠周期过后，我们通常会短暂地醒来一瞬间，那就是所谓的"微觉醒"。这种微觉醒过于短暂，以至于我们通常根本不会留意到它。

如果你在夜里突然醒了过来，我为你总结了一些"不要做"和"应该做"的事情。

"不要做"的事情

● 在床上清醒地躺着超过20分钟。我们不能让大脑养成清醒地躺在床上的习惯，而是要让它记住躺在床上就该睡觉。

你会睡觉吗？

- 让眼睛接触强光（比如卧室、走廊和浴室的灯光）。如果强光实在无法避免，那就戴上防蓝光眼镜。

- 看手机。因为手机显示屏会激活你眼睛里的黑视蛋白细胞。很多人上厕所的时候都会刷手机，反正也就是看个一分钟而已，不是吗？可是这有让我们过早开始分泌皮质醇的风险。

- 看表。这里说的主要是有显示屏的情况。如果你经常在夜里醒过来，那我建议你把卧室里所有钟表都拿掉。伯克利大学的研究表明，把卧室里的钟表去掉对睡眠障碍患者很有帮助。即便你没有睡眠障碍，看表也会带来压力。一看现在都快凌晨3点了，"明天怎么办"的思绪就会飞速地运转起来。

- 自己又因为"醒得太早了"或者睡眠小时数不够而生气。你已经获得不少深睡眠了，只有一个晚上这样，并不算什么。

"应该做"的事情

- 最重要的一点是保持放松！不管现在是几点，都不要有压力。如果实在无法避免的话，你也可以看表，看了之后只要这么想就好：

现在是凌晨1:30→还有差不多一整晚可以睡呢！

现在是凌晨3:30→不错，睡了5个小时呢！现在不会再出什么问题了。

现在是凌晨5:00→太好了！又睡了一宿好觉，那现在我可以起床啦！

170

● 如果可能的话，到阳台、露台或者室外呼吸一下新鲜空气，不过不要爬楼梯，避免让心率上升。

● 享受寂静与安宁——毕竟在白天没有这个条件。

● 如果你脑子里有什么念头难以消除，就找一张纸把它写下来。这和"电源关闭流程"里的环节作用一样。

● 利用这段时间做一些你最喜欢的放松练习，比如做几次4—8—4呼吸，或者来一轮双耳听觉式呼吸。

● 喷几下薰衣草或者瑞士石松木喷雾。

知道这些"可以做"和"不要做"的事项，我们就可以把再次入睡之前可以做的事情都做对了。等你重新躺在床上，还可以再用用我们之前探讨过的策略，比如数绵羊，5000，4983……

使用人工手段巩固深睡眠

事先声明一点，我可不是想给以人工手段巩固深睡眠的方法打广告。实际上，我反而是想尽量利用我们身体的自然功能。所以我的理念是，我们应该优先尝试所有行为上的方案，然后再考虑求助于其他辅助工具。行为上的方法对我们的帮助非常大，不过我之前说过了，我们要一起学习的是在生活中现实可行的方法，其中当然包括一些特殊时期，我自己也有过很多年类似的经历，所以我们才要探讨能够高速"关闭电源"的可能性。但是，这些都是应对特殊时期的非常策略，而不是普遍的策略。

褪黑素

如果有人问我："既然褪黑素这么重要，那我是不是应该每天晚上都吃一片褪黑素药片？"我的回答肯定既简单又明确："不是。"首先，褪黑素是一种激素，所以它也像其他所有激素疗法一样，存在产生副作用的风险。其次，褪黑素还有另外一个功能，它可以抑制青春期的开始。婴儿和儿童体内的褪黑素释放并不局限于晚间，而是在一天的24个小时中持续不断地释放，这会抑制其他导致青春期开始的激素的释放。你可能已经度过青春期了，但是科学家们发现的一些迹象表明，持续摄入过高剂量的褪黑素药物会抑制人体自身的褪黑素分泌。研究中揭示的另一个影响是，褪黑素受体会因为长时间大剂量摄入褪黑素，或者在错误的时机摄入褪黑素，而逐渐对褪黑素脱敏。这就相当于又往前推了一步：我们的身体忘记如何运用褪黑素了，所以无论服用多少都没有用。

和与我们的睡眠节律相关的大多数因素一样，褪黑素的使用也取决于合适的剂量和正确的时机。在有意识地使用褪黑素的前提下，只是微小的剂量就能对我们有所帮助。比如我们晚上做了很长时间的报告，或者参加了会议，会场的灯光特别亮，而我们又想尽快入睡。那么只需要1毫克就足够发挥作用了。

对于老年人来说，定期额外摄入一些褪黑素是有好处的。其原因你可以在后面讲人生的各个阶段那一章里看到，这里只是简单解释一下：人的年龄越大，睡眠节律越平缓，在"两个方向"上的异常值也都会相应地减少，也就是说，白天没那么清醒，晚上也没那么困倦。原因之一就是褪黑素分泌减少了，这是一个自然的过程。所以这时服用褪黑素就很有意义了。不过我还是强烈建议你先就此咨询一下医生。

安眠药

我就直说了吧，不要用！安眠药在我这里是禁忌药物。而且不仅是我，所有认真负责的睡眠研究者和训练师都不会建议你吃安眠药。因为安眠药并不能唤起我们之前说过的"自然的"睡眠状态。安眠药影响下的脑电波和睡眠阶段是完全不同的。安眠药引发的"睡眠"更接近一种昏迷状态。马修·沃克对此的比喻非常精妙："比方说你被球棒砸了，然后昏迷了7个小时，可是那和睡眠半点关系没有——安眠药的作用也是一样的。"

常见的安眠药主要有两种类型：有效成分包含唑吡坦或者替马西泮的安眠药旨在帮你更快地入睡，而含有多塞平的安眠药则是为了让人睡上一整夜。如果人们在床上一躺就是好几个小时，死盯着天花板就是睡不着，医生通常就会开出有安眠药的药方。诚然，这确实能暂时解决问题，然而你没有醒过来并不意味着你就真的睡着了——我们在第二章里谈过这个问题。安眠药不能让你得到真正的休息，因为你几乎没有得到深睡眠，而深睡眠阶段可能出现的所有情况也就不会出现，比如大脑排毒、免疫系统增强等我们说过的所有效果。而且更糟糕的是，安眠药中含有的一些成分会让身体忙碌起来，从而对其造成伤害。加州大学圣地亚哥分校的丹尼尔·F. 克里普克于2018年发布了一项令人震惊的研究结果："明确的证据表明，当下最流行的安眠药在推荐剂量下对患者几乎没有任何益处……安眠药带来的流行病死亡风险几乎与吸烟相当，对于美国人来说，该风险甚至比死于暴力的风险高出数倍。"克里普克提到的风险和影响如下："安眠药最主要的风险包括增加死亡（尤其是用药过量致死、夜间无声死亡以及自杀）、感染、癌症、抑郁、车祸、摔倒、其他事故的概率和停药后出现的失眠现象。"其他已知的副作用还包括头晕、头昏、肠胃问题、全天性疲劳、过敏反应以及和记忆力、工作表现有关的问题，这些副作用虽然没那么危险，却也令人苦恼。

上面这些风险全部都是事实。所以我建议大家远离安眠药。在一些绝对特殊的情况下，比如遭遇了严重创伤之后，在短暂的几周时间内服用安眠药可能确实是有意义的，但是服药的时间不能太长。

一夜没睡好，如何顺利度过第二天

　　如果我们度过了一个非常糟糕或者难熬的夜晚，那该怎么办才好？这可能是因为我们入睡太晚，可能是因为我们总是时不时地醒过来，可能是因为我们睡的时间太短，还有可能因为我们的深睡眠时间不够，又或者以上所有原因都加在一起了。这时候，我们首先要一如既往地放松，不要有压力。人人都可能有熬通宵的时候，只有一夜没睡好并不算很糟。重要的是不能连续好几夜、一周甚至一整个月都睡不好，因为从长远来看，这会损害我们的睡眠节律。这一切的开始可能只是因为几件小事。比如，圣诞节之后，我总是在自己的抖音频道上看到一大堆人在抱怨睡眠问题。这并不奇怪，他们打牌一直打到天亮，吃得又晚又多，酒也比平时多喝了不少，睡眠节律已经紊乱。这种情况不仅仅发生在成年人身上，青少年也是一样，他们在假期玩得太开心了，突然要回去上学，整个节奏就被打乱了。有3条非常明确的原则可以帮助我们避免这种情况：

　　● 不管晚上睡得怎么样，第二天都不要睡懒觉。想想之前那些关于社交时差和周末睡懒觉的讨论。即便夜里只睡了一个小时，也不要睡懒觉！如果你还想自己决定是仅仅度过糟糕又疲惫的一天，还是因为睡眠节奏被打乱而迎来糟糕又疲惫的几周，你就应该搞明白自己在做什么。按常理说，你当然会想要补个觉。

然而这是行不通的，这样做反而使你会再次落进"陷阱"，再次延长躺在床上的时间，而不是相信自己的睡眠节律才是起到决定性作用的因素。所以，请放轻松，即便不睡懒觉，我们也能找到重归正轨的方法。

● 前一夜没睡好，第二天不要睡午觉。如果你非得睡午觉不可，那就尽量保证在下午3点之前起来。因为只有保持较高的睡眠压力，晚上才能继续按照自己的节奏上床睡觉。如果午觉睡到很晚才醒，到了晚上就会想晚点再睡。晚睡了这一天，就会延续到下一天，然后又延续到再下一天……

● 不应该提前上床。请相信自己的睡眠策略、锚定起床时间。这种情况下，正常的冲动想法应该是："我昨天忙到很晚，今天我要早睡一个小时。"不行！我们还是要在和平时一样的时间上床睡觉，而且我们也知道这是为什么——因为"生物钟"。

受控的睡眠剥夺：失眠的出路

如果入睡困难或者无法睡上一整夜成了长期的问题，那我们又该怎么办呢？当然，关键还是从行为上做出改变，但是我们在这种情况下需要应对的是更为根深蒂固的问题。

治疗这种根深蒂固的失眠症的方法是相当"反直觉"的。简单地说，为了最终能够入睡，我们要主动剥夺自己更多的睡眠时间，用专业术语来说，叫作"受控的睡眠剥夺"。

　　这听来确实有点奇怪。其基本思路就是减少卧床的时间，有策略地提高腺苷水平，从而最终实现睡眠压力的增加。而我们的目标是通过让睡眠压力增加重新赢得能够入睡并且一觉睡到天亮的信心和能力，同时在早上起床之后感觉身心健康、精力充沛。需要强调的是，这一切必须在流程绝对精确、有专业人士观察并指导的情况下才能进行。而且有一点是很明确的，那就是对于客户来说，这真的很难做到。

　　最开始的时候，我们需要暂时先把睡眠周期减少到4个、3个或者只有2个，以此类推，直到我们能够睡着并且一觉睡到天亮。对于一部分人来说，这是"只能睡两个完整的周期"，但是对于长年累月睡不好觉的人而言，能睡上两个完整周期已经是莫大的恩赐了。

　　在这里，我们要再次用上锚定起床时间，假设锚定起床时间是早上7点，而我们的睡眠周期减少到了2个周期，那我们就要提前3个小时上床睡觉。也就是说，我们要在凌晨4点上床睡觉。这很难做到，没准儿最终还得有个人帮你保持清醒，使你能一直熬到凌晨4点，否则可能在此期间你已经躺在沙发上睡过去了。我们必须完全清醒地等到凌晨4点，而且不只是熬一夜，而是连续这样熬7天！这么做的代价是你白天会觉得更累，可是你必须挺过去，这毕竟是紧急情况。如果你在7天之后可以平稳地睡够2个睡眠周期，那么就增加1个周期。接下来你就不用一直熬到凌晨4点,而是只要熬到凌晨2:30就可以了。要是这种方法在之后的7天里同样取得了成效,那就再增加1个睡眠周期,这样一来,凌晨1点的时候,你就可以上床睡觉了。再这样测试7天,看看它能不能稳定地维持,如果能,就根据这个规则继续下去,直到最终能够维持住尽可能多的稳定周期为止。其中起决定性作用的是这个睡眠周期必须是稳定的。

这个方法听起来难,做起来更难,可是它确实有效。因为它让大脑通过这种方式了解到,只有这么短的时间窗口来获得睡眠。要是我们长时间躺在床上翻来覆去,睁着眼睛和墙壁面面相觑,就会让大脑受到错误的引导。而现在它真的"知道"自己只能利用这么一点时间窗口来获得睡眠,它也会记住这一点,这正是通向稳定睡眠节律的第一步。

既不用吃药,也没有副作用和风险,你再次主宰了自己的睡眠,而不是让它反过来掌控你,你重新当上了自己生活的"老大"!

本章要点

1."电源关闭流程"是在深睡眠中"着陆"的最理想的方式。

2.睡前摄入强光和蓝光会让你的褪黑素分泌减少，而其结果就是让你更晚入睡。

3.半夜醒来是很正常的。做几次4—8—4呼吸就能发挥奇效，它能帮助你快速再次入睡。

4.数绵羊其实对入睡很有帮助。最好从5000开始，以17为单位倒着数，这么数没有人能睡不着。

5.即便夜里睡得少，第二天早晨也不要睡懒觉，不然就有产生社交时差的风险。

一日之计在于晨，
皮质醇也是。

第七章

清晨和白天决定我们夜里能睡多深

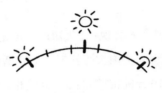

早晨和白天

我们已经理解了深睡眠背后的科学原理，清理了所有"路障"，设置好了生物钟，甚至连更快入睡也能做到了。不过这还不够，因为通向深睡眠的准备从我们醒来那一刻起就开始了。没有压力，充满能量，并且在接下来的一整天都保持这种状态，只需要运用几种简单好用的工具就可以了。

很多人认为，对于优质深睡眠来说，重要的只有在傍晚和晚上做了什么。其实不然，在这一章里，我们要一起了解起床习惯和白天的生活方式如何影响晚上的睡眠。我们之前已经看到了，昼夜节律——以24小时为单位——在我们睡觉之前就预先发送了信号。到了早晨，它发出的信号又会告诉我们的身体："夜晚已经过去，新的一天就要开始了。"这一点非常重要。然后，我们就要制订策略，让早晨的这种高能量水平在整个白天都一直维持下去，并且保证自己在晚上之前能一直保持清醒、专注、活跃、高效。同时，我们也为当天晚上的深睡眠巩固创造了先决条件，因为在很大程度上是早晨和白天的状态决定了当天晚上能睡多深、能睡多好。

这时候，可能很多人会说："我知道，可是我早上没时间搞这些东西。"这让我想起美国教练托尼·罗宾斯说的一句话："如果你早晨不能抽出 10 分钟留给自己，也就相当于你没有生活。"所以不论早晨的压力有多大，我们都必须想办法挤出一些时间完成几件非常简单也非常有效的事情。不要两个小时，只需要几分钟就好。

"起床精神点"流程

容光焕发地起床，双眼闪亮有神，而不是困得发红，这正是我们想要的，不是吗？要想做到这一点，最重要的是完成一个完整的睡眠周期，并且在锚定起床时间起来以后确保自己的身体可以释放出皮质醇。没错，就是皮质醇——"压力激素"。我们之前已经讲过，在时间点和剂量都合适的情况下，皮质醇对我们是非常有价值的。它能让肌肉张力增加、心率加快，从而激活我们的整个身体。皮质醇在我们起床之后的微量提升，就像给身体按下了一个启动按钮，告诉身体："嘿，夜晚结束了，新的一天开始啦，我们精神抖擞地度过吧！"这同时也为12到14个小时之后释放褪黑素的"定时器"按下了启动按钮，而褪黑素对快速入睡和深度睡眠是至关重要的。那么，到底要如何"按下"这个启动按钮呢？这就要用我们的"起床精神点"方案了。

第一步：亮起来！

醒来以后，我们当然会在某个时刻睁开眼睛。如果卧室里一片漆黑——它应该是一片漆黑——那么你就还没有"按下"启动按钮，给身体发出唤醒信号所必需的光线。所以，起床以后，请立刻拉开窗帘，并且打开天花板上的灯，因为眼睛上半部接收到光线才能激活黑视蛋白。如果可能的话，接下来就到户外去晒晒太阳，因为我们的生物钟是由眼睛里的细胞设定的，它们会对特定数量与质量的光照做出最佳的反应。而质量最好的光线就是正在升起的太阳的光线，也就是以较低的角度穿过大气层的太阳光。这种晨光的组成十分特殊，主要是红光、黄光和蓝光，这正是会被我们的黑视蛋白判定为早晨的光线的组合。对于我们的生物钟来说，这就像一个时间戳，上面写着："现在是早晨，新的一天开始了。"人造光线也能打上这个"时间戳"，但是没有自然太阳光打下的"时间戳"那么大，那么清晰。

我们要接受多久这样的太阳光照呢？这很大程度上取决于光

照条件。就经验而言，上午9点之前接受10万勒克斯的光照最为理想，在这种情况下，晒上5到10分钟是最合适的。至于置身于户外为什么那么重要，对比一下就知道了。如果透过窗户看太阳——比如在厨房里、汽车里或者办公室里——那么效果就要比在户外直接看差50倍。窗户对光线的屏蔽作用非常强。而且请尽量不要在早上戴太阳镜，开车的时候除外，毕竟这样不容易发生意外。

不过，这只是"理想情况"，未必总能奏效，尤其是在秋季、冬季和阴天。在这种情况下，就需要更长时间的光照了。电灯也能派上用场，要是赶上阳光不怎么明亮的日子，就尽可能多用电灯，比如把灯光调到最亮再刷牙，或者在灯光明亮的厨房里喝咖啡，在办公室里用日光灯或者蓝光比较多的台灯也很有帮助。换句话说，这时候要用到的正是我们要在晚上规避的那些东西。这也再次说明，蓝光本身并不是坏东西，关键只在于摄入的时机。

有一条安全事项在我看来尤其重要，就是不管是阳光还是人造光源，都绝对不能长时间注视，更不能盯到眼睛疼痛、开始流眼泪的程度。因为眼部细胞是神经细胞，一旦受损就不能再生。我还要在这里额外提醒一下，鉴于视网膜非常敏感，很多验光师都会推荐客人直接佩戴防蓝光眼镜，这种眼镜防辐射的效果也很好。我们确实不应该摄入太多蓝光，可是，我们也不能一点蓝光都不摄入。还是那句话，关键在于时机，蓝光会抑制"睡眠激素"褪黑素的产生，所以蓝光在晚上不好，但是早上的情况恰恰相反，早上我们需要的就是明亮的光线，这可是确保我们生物钟稳定、白天精力充沛、晚上还能有足够的深睡眠的唯一手段。

在开始第二步之前，再说一个小提示：设定生物钟的道路只有一条，那就是从视网膜经过视神经前往大脑的这条大路。如果我们不摄入光线，或者用防蓝光眼镜过滤了蓝光，那么这条路也就走不通了。

第二步：燃起来！

第一步绝对是基础。光是最重要的定时器，不过还有另外一个同样有效的因素，那就是食物的摄入。我推荐你起床以后马上喝一杯水，最好喝0.3到0.5升。我们在夜间会出汗，大脑和器官在早晨也会比较缺水，所以要立刻补水，好让体内的液体平衡。喝了水就吃早餐，让消化系统加速运转起来，这样也能向生物钟发出强烈的信号，就像我们晚上在临睡前一段时间就不再吃东西一样。我们利用的是同一套生理逻辑系统，只不过这时候是反过来用的。这也是最迷人的地方：根据所处的时间的不同，我们可以在早上和傍晚分别以最佳方式运用我们学到的基础知识，最终实现我们的目的。

第三步：动起来！

水也喝了，东西也吃了，现在该继续让身体进一步理解新的一天已经开始了。最经典的做法就是晨练。不过，很多人要么不喜欢晨练，要么没有晨练的时间。这时，3—1—40阻力呼吸法就是在短时间内提高心率最简单、有效的方法。

● 先用鼻子快速深吸一口气，一直吸到腹部深处，同时数到"3"。

● 然后再快速且用力地把所有气用嘴巴呼出来，用时大概是数"1"的时间。

● 上述过程重复40次——所以它才叫作3—1—40呼吸法。试一试吧，你会发现心跳真的加速了。如果你一开始只能做30次，也完全没问题。

● 重复30到40次之后，把肺内90%的气都呼出去，然后屏住呼吸15秒，如果你能做到的话，憋气的时间也可以长一些。

● 肾上腺素得以释放，从而引发了压力——而我们现在想要的就是压力，因为它会激活我们的整个身体系统。所以这项练习才叫"阻力呼吸法"。

你试过了吗？应该能体验到一种舒服的感觉吧？这种呼吸法做起来很快，做完之后你就能完全进入状态了，而且这一招不仅仅在早上有效，在一天之中任何时候都能用，比如重要会议之前、吃完午饭觉得犯困的下午、想在演讲前变得更专注的时候、准备在女儿的婚礼上致辞之前。面对上面这些情况，3—1—40阻力呼吸法永远是最好的捷径。

通过4—8—4或者2—1—6呼吸法，我们学会了"着陆"，

而通过3—1—40阻力呼吸法，我们则是反其道而行之，学会了
"起飞"。有了这些工具，就相当于我们面前多了一张可以随意
运用的键盘，我们可以轻松、快捷地向着两个不同的方向调节自
律唤醒水平。这赋予了我们极大的自由——无须人工手段就能调
整自己的能量水平。

第四步：热起来！

　　每天早晨只要花上10分钟，我们就能持续地将自己的能量
水平提升到新高度。不过我们偶尔也会遇到连这10分钟也抽不
出来的情况。这种情况下，一种特殊的进阶热身技巧就该派上用
场了，而且如果你只是单纯想更上一层楼的话，那么这种方法也
同样适用。想一想我们之前提过的核心体温变化的过程——从清
醒前两个小时到接近傍晚之前，我们的体温都是在持续上升的。
我们可以通过非常冷的冷水浴来促进体温的上升，甚至可以来个
更凉的冰水澡，这也会让我们释放肾上腺素，甚至能释放皮质
醇，从而激活身体，产生热量，让体温自然而然地上升。

　　综上，我们现在总共有4个昼夜节律的"计时器"：

- 光——到目前为止最强的一个。
- 运动。
- 食物摄入。
- 体温。

你会睡觉吗?

　　激活了这些"计时器",你就能精力充沛地开启全新的一天了。你越频繁、越持久地这样做,你的身体就会越精准地明白新的一天何时开始,皮质醇的释放时机也会更加精确。我们的身体并不依赖钟表上的数字,它只看昼夜节律计时器给出的生理信号。

　　说到这里,我要稍微跑个题。"闹钟响了以后,再小睡一会儿有什么问题吗?"经常有人问我这个问题。简言之,这种小睡是有害的。正常情况下,我们会在一个快速眼动睡眠阶段结束时醒来,如果我们在这种时候继续睡,由于我们本来就没完全清醒,所以很快就要再次进入快速眼动睡眠。这是完全错误的做法。如果闹钟在7分钟后再次响起,那就相当于我们在一个快速眼动睡眠的开始而不是末尾醒了过来,因为这段快速眼动睡眠只持续了7分钟。我们的大脑会觉得这样非常不舒服。所以,小睡对我们的昼夜节律和整个睡眠结构都是有害的。这也是为什么我们早上明明小睡了一会儿,反而会觉得精疲力竭——这种状态有时候甚至会持续好几个小时。也正是因为这样,把闹钟的时间设置得越晚越好,比如你实际上7:30起床就行,那就不要把闹钟设在6点,更不要关了闹钟还继续睡,这只会浪费宝贵的睡眠时间。

白天最重要的事

　　如何安排白天的生活同样影响着我们的睡眠。好消息是，我们已经认识到很多可以在白天运用的工具和策略。之前提到过的"电源关闭流程"可以在一天之中反复使用，不论是居家办公、在单位办公还是在家看孩子，我们都可以定期进行一些短暂的休息，比如在午休期间用一下双耳听觉式呼吸法，或者到附近的街区散散步。这样的休息可以为我们的一天添砖加瓦，既占用不了很多时间，也很有效，它们不仅能让我们立刻放松下来，还能促进夜晚的深睡眠。如果感觉有点犯困，可下午还有个重要的会要开，或者你要开车去接放学的孩子，那么最好别喝咖啡，而是练练前面说的3—1—40呼吸法。有人可能会问："如果我要上夜班，我该怎么做呢？"这时候，上面说的操作方法同样有效，它能为你多争取几个小时的时间，让你保持精力充沛。如果你要在深夜里开车，而且已经很累了，这种呼吸法也能派上用场。只要每隔几分钟就把车停下来，练一练这种呼吸法，你就不会有边开车边打盹的风险了。虽然这并不能代替睡眠，可是遇上特殊情况，这也算是不错的解决办法。

　　短暂的休息和呼吸练习之外，还有几件事同样可以让我们白天保持精力、晚上拥有良好的深睡眠。

吃喝

　　吃喝是我们能做到的最基本的事情之一，因为吃喝是每个人生活的一部分。在这方面，我们可能做错很多事，同时也可能做对很多事。不过在这一点上，我们关心的并不是最佳饮食本身，而是更多地关心繁忙的日常生活中可以操作的饮食方式，还有营养，尤其是带着和深睡眠有关的视角去审视的营养问题。

　　我们之前说过，晚上睡觉之前不应该喝太多水。所以，白天把水喝足非常重要，就像之前我说的一样，早上起床以后要直接喝一杯水，白天也要继续喝。要喝多少呢？我们经常听到2升或者3升的说法，还有一个更简单的经验法则：每公斤体重对应30毫升。你可以通过竞技体育常用的一个简单测试来检验自己的饮水量是否得当：中午上厕所的时候，如果你的尿液清澈无色，就说明你的水分摄入非常充足，并且这些水分在上午的时光中得到了充分的利用。所以，起床以后一定要喝水，而不是只喝咖啡。很多人都犯了直到下午才开始喝水的错误，这么一来，身体首先需要把缺的水补上，那么到了晚上还觉得口渴的可能性也会增加。

　　另一个最基本的事情当然就是吃了，在我自己的经历中，"吃"对我也发挥过重要的作用。在我的人生旅途中，这个问题曾经总是被我排在最后一位来解决，迄今为止，它对我来说也是最困难的。所以我总是特别能理解这样的话："戴眼镜、在固定时间起床，这些我都能做到，可是改变饮食真的很难……到底该怎么做呢？"难点就在于，我们的每一天往往充实又忙碌，时间紧张。而想要好好吃饭就意味着要做好计划。

吃什么？什么时候吃？在哪里吃？怎么吃？是自己做饭、点外卖还是吃食堂？我有多长时间能用来吃饭？是不是非得在附近吃饭不可？是吃个商务午餐，还是跟孩子们一起在家里或者学校吃？怎么吃划算，怎么吃不划算？这都是我们每天会问自己的问题，而且我还没谈不耐受或者其他特殊情况。不过就像之前说过的一样，在这一章里，我们只讨论和深睡眠有关的关键因素。还上大学那会儿，我一天能配着牛奶吃掉三到五块牛轧糖脆脆棒。做顾问以后，我也是把牛轧糖脆脆棒当早饭，中午来两个面包夹肉肠（这个又便宜又便捷），晚上吃个三明治，或者从自动售货机里买块巧克力。说实话，这种情况一直持续到我已经一定程度上改变了自己的睡眠习惯以后。几年前，我跑了一次半程马拉松。我一直在刻苦训练，状态很好，感觉也很好。我在比赛中达到了极限，并且对自己的成绩和表现都很满意。5天之后，我和几个朋友一起吃晚餐，这正是在劳累之后放纵一下的好机会。其间，我突然想上厕所，结果发现自己完全站不起来了！我什么都做不了，就像插头被拔掉了一样。第二天，我不得不去看医生。长话短说吧，结果糟透了，从氨基酸到维生素，我做的身体检查中的所有数值都特别低，低到连我的肌肉的基本功能都不能正常运转了。每每想起那段时光，我都会心跳加速，起一身鸡皮疙瘩。不过另一方面，我也对此心怀感激，因为那段经历是一个真正的"顿悟时刻",它让我突然意识到,多年以来错误的饮食习惯一直影响着我的身体。我从来没有胖过,而且一直坚持锻炼,所以从来没想明白过这一点。我们总是以为身材苗条就等于吃得好,可我用自己的身体切实体会到,这个等式并不总是成立。从那之后,我就彻底改变了自己的饮食习惯。

现在我来介绍一下能够对深睡眠起决定性作用的策略和要点,首先,人人都应该首先考虑下面这3个问题:

- 吃什么最好?
- 什么时候吃最好?
- 什么时候最好不再吃?

在深睡眠杀手那一章,我们已经得到了一些答案,尤其是第一个问题:吃什么东西对深睡眠最好?这里我们要探讨的是正确的时机这个问题。在通往深睡眠的道路上,时机在很多方面都至关重要,饮食当然也是其中的一方面。很多人都知道不少这方面的知识,不过基本上都是关于减肥的,比如18点之后就不能再吃碳水化合物了。我们要研究的则是对生物钟和深睡眠最有利的时机。

我之前提过一个关键点:可以在白天持续喝水。可是进食不一样,因为我们的消化系统并不是一天24小时保持线性工作,它遵照生物钟的运转规律。只要褪黑素登上舞台,感到困倦的就不仅仅是我们自己,还有我们的消化系统和胰腺。胰腺会分泌胰岛素,而我们需要胰岛素来"分解"食物,尤其是碳水化合物。

所以，如果我们晚上吃了一大堆土豆或者面条，那么一切都得重新启动，以便把更多血液输送到肠道，进行消化、吸收。这个过程会在身体核心部分产生热量，从而让我们的核心体温升高——这种情况和我们在入睡之前想要达到的效果恰巧相反。体温升高，心率加快，这就给身体发出了错误的信号，会让我们离深睡眠越来越远，并且需要更长的时间才能进入最重要的第一个深睡眠阶段。

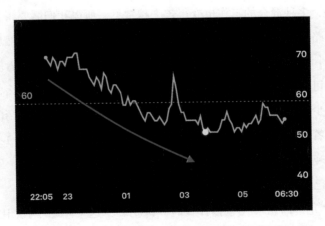

一顿过晚且过于丰盛的晚餐之后心率的典型变化

这么一看就很清楚了，如果我们可以在入睡前3个小时吃完晚饭，那我们就算是"安全"了。不过这里说的是"吃完"，而不是刚开始吃。也就是说，如果你打算23点睡觉，那就在20点吃完晚饭，如果你吃饭需要30分钟，那最晚19:30就得开始吃饭。

脑海烙印 17

睡前 3 小时吃晚饭，不是开始吃，而是吃完。

实际行动起来并不像说得那么简单。我们都有自己固有的生活方式和社交习惯。在这个数字时代，我们越来越频繁地在家里办公，多种混合的工作也变得越来越常见，所以我们需要将全新的策略应用于饮食习惯。比如我们可以这样想：先工作，然后睡前 3 小时吃完晚饭，如果有必要的话再工作一会儿——或者应付其他可能出现的情况。我们往往无法左右自己必须去做什么，但是至少可以安排一下这些事情的顺序。一个非常简单的小窍门是为晚餐设定一个日程提醒，这样就能保证你始终遵守睡前 3 小时吃完晚饭的原则。就算吃完晚饭之后还有事要办也没关系，因为我们已经掌握了"电源关闭流程"的策略。

"正确时机"还包括什么时候该吃多少这个问题。我们已经知道为什么不应该在晚上吃一大堆面条，或者为什么不该在临睡前再吃点沙拉。不过，就算是在白天，正确的进食时机、食量，还有对食物的选择也会对我们产生巨大的影响。

很多人都会犯这个错误：早饭几乎什么都不吃，或者只吃一点点，因为没时间；中午则随便吃个三明治，因为必须趁着午休赶紧吃完；到了晚上再吃一顿丰盛的晚餐，因为这时候饿得要命，而且想要犒劳犒劳辛苦了一天的自己，还有什么比好好吃一顿更合适的呢？这有点像个金字塔，早上那一点点早餐像金字塔的尖顶，晚上丰盛的晚餐是它的底座。不过我们也可以把这个金字塔颠倒过来，让能量摄入更加符合我们身体的能量需求。因为我们在白天更需要能量，所以我建议你在下午之前摄入大部分热量。也不一定要吃早餐，但是至少可以尝试中午之前把该吃的吃够，下午和晚上就吃得稍微清淡一些。这样也能调整你的生物钟，如果你晚上才摄入大部分能量，那么你的生物钟就会以为你在晚上需要这么多能量。还有一个小提示：如果吃晚饭时你感觉自己已经吃到八分饱，就别再接着吃了，晚餐根本不需要达到或者超过十分饱。如果你睡前还是觉得饿，或者就是单纯想吃东西，那么请想想我之前说过我自己冰箱里常备的是什么。没错，是杏仁酱，只要吃上一勺，就能为你提供充足且持久的能量，让你度过一整夜，而且不会给你的消化道带来负担。

　　如果我们真的很晚才吃饭，而且吃得太多了，该怎么办？一次两次从来就不是问题。晚上和朋友一起好好吃顿大餐是生活的一部分。当然，这一晚可能不会睡得太好，我们也没必要期待能睡得特别好。不过，如果能做到以下三点，那么你至少还是能减轻一些很晚才吃东西的负面影响的：

● 用温水淋浴来降低核心体温。

● 散步20分钟，这听起来有点老套，可是直立状态下消化系统的运转就是比坐着或者躺着的时候好得多。所以最好也稍微晚点上床，这样对消化更有好处。

● 就算回家很晚，无法3个小时后再睡觉，也要让晚餐和上床睡觉之间至少隔开一个睡眠周期的时长，也就是90分钟。

"睡前3小时"原则还有一个很好的附加功能，那就是间歇性断食。比如你坚守睡前3小时吃完晚饭的原则，然后又睡了7.5个小时（5×1.5个小时），睡醒半个小时后再吃早饭，那你其实就已经有11个小时没有进食了。你要是再晚1.5小时才吃早饭，那就是超过12个小时没有进食。假如一直等到中午，那就是14乃至16小时。这样一来，就算你没有把间歇性断食当作目标，你还是自动迈出了第一步。

间歇性断食主要和减肥有关，不过我还是想简单谈一谈这个问题，因为通过间歇性断食，很多人在深睡眠方面都取得了极好的进展。这是因为，首先，间歇性断食可以让我们的生物钟更加稳定，从而直接影响我们的睡眠节律。其次，它会激活一个名为"自噬"的过程，简单地讲，这个过程是我们的身体在细胞中进行的排毒过程。不过根据目前的研究，至少14个小时不吃任何食物，这个进程才会被激活。

吃些什么?

那我们该吃些什么呢？这是个好问题。请想象一下，如果有两个炉子，一个烧的是纸，另一个烧的是煤球。烧纸的那个炉子需要不停地添火，而烧煤球的炉子只需要偶尔添一下就行了。

你会怎么选呢？当然是烧煤球的炉子了。我们的身体也是一样的。如果我们只往这个炉子里添纸，那么很多人可能都会在晚上醒过来，因为血糖水平太低了。为了避免这种情况，我们当然要往炉子里添煤球——给身体必要的激素和神经递质提供最合适的原料，这样我们就既能睡个好觉，又有足够的能量撑到吃下一顿饭。

三个经验法则

1 克蛋白质

最重要的"煤球"当然是蛋白质。按经验，一般是每公斤体重需要摄入 1 克蛋白质。这个原则不仅适用于健身人士或者竞技体育运动员，也适用于所有希望获得足够深睡眠的人。在压力特别大或者特别紧张的时间段，每公斤体重甚至可以对应 1.5 克蛋白质。需要注意的是，要尽量选择高质量的蛋白质，比如鸡肉、杏仁或者南瓜子等。你可能会觉得每公斤体重对应 1 克蛋白质并不多，事实上确实不多，我们只要稍微在饮食上留意一点，就能轻松做到。

2—3 克脂肪

接下来的"煤球"是脂肪，一般是每公斤体重需要摄入 2—3 克脂肪。很多人可能从小就听说过脂肪会让人长胖。这其实是以讹传讹。我们身体中的很多东西都需要健康的脂肪，比如一切和休息有关的功能，大脑功能、中枢神经系统、维生素吸收等。不饱和脂肪尤其宝贵，牛油果、橄榄油、坚果等食物的不饱和脂肪含量较多。

慢速碳水化合物

我们在之前已经讲过这个话题了，所以这里就只简单地再提醒一下：通过碳水化合物和纤维的比例，我们很快就能看出一种食品是快碳还是慢碳。傍晚的时候最好只摄入慢碳，这样可以稳定血糖，降低夜间能量耗尽并因此醒来的风险。

动得聪明，睡得更深

我们已经知道，锻炼不能太晚。不过白天就无所谓了，让身体累一点吧！对深睡眠而言，仅仅是精神疲惫是不够的，我们还需要身体疲惫。当然，运动、去健身房、慢跑或者其他活动都会让我们感觉疲惫，不过简单的活动也可以让我们直接感到疲劳。如果原则上我们不考虑体育运动层面的运动，而是只考虑普通的活动，那我们就能体验到真正的突破。这不是为了保持身材，而是为了获得足够的深睡眠，为了保证最佳的恢复状态以及给自己的"电池"充满电。

活动能带来能量，因为我们会因此吸收更多的氧气；活动还对我们的情绪和工作效率有积极影响，能够减轻压力，因为它会在我们不需要皮质醇的时候降低皮质醇水平；活动还可以让我们飞驰的思绪平静下来。最重要的是，活动有助于巩固我们的深睡眠。

> ### 脑海烙印 18
> **对于深睡眠而言，精神上的疲惫还不够，
> 我们还需要身体疲惫。**

我们想要的是切实可行、每个人都能运用的策略。所以，"活动一下"就很理想了，因为我们可以毫不费力地把它融入日常生活，比如坐地铁或者上下楼的时候可以不坐电梯，而是走楼梯。即便我们无法一口气爬七层楼梯，只走两层也是有益的。如果我们可以在空闲时间里给自己设置一些激励措施的话，效果也会非常好，比如和狗狗赛跑，或者陪孩子们玩寻宝游戏等。还有一项适用于晚间的活动：背靠墙壁以蹲坐的姿势刷牙。一开始，你可能只能坚持15秒，但是做上几周，你就能蹲着完成整个刷牙过程了。想想看，如果你每次都靠墙半蹲着刷牙，长此以往，那你的臀部和大腿会是什么样。这些都不算什么要求很高的运动项目，而是可以融入日常生活的"活动"。我总是对我的客户建议"每个小时都起来动一动"，我们可以给自己设置一个触发机制，比如每次从桌边站起来伸展一下臀屈肌和胸肌，这是我们在坐姿状态下最容易压缩的肌肉。当然，把握时机也是很重要的，因为我们不想在睡前提升自己的体温和心率，所

以也不要做得太过火，基本原则是，睡前3小时之内不要让心率超过125次/分钟。

> **脑海烙印 19**
> **每个小时都要活动活动！**

这里还有一条关于执行"电源关闭流程"之前白天能做什么的小建议。清晨时分，观看日出可以给我们带来所必需的动力，到了傍晚，我们其实也可以看看太阳，这一次当然是看日落了。我们的眼睛可以分辨出红、黄、蓝三色光的特殊组合，这还能按下我们的生物钟能够辨认的"时间戳"。

26分钟，给你更多能量

在日常生活中，有一项特别的活动无论如何都要放在下午之前，那就是饱受争议的午睡。是不是只有小孩子才需要午睡？需要午睡的人也算是高效能人士吗？对于想要终生维持高能量水平的人而言，午睡是一种非常宝贵的策略。

午睡期间我们的身体会发生什么呢？首先，睡眠压力——大脑中的腺苷水平——会减少。所以午睡以后，我们会立刻感觉更清醒、更精神，美国国家航空航天局对此进行了很多研究——对于正在执行任务的宇航员而言，午睡是必不可少的，因为他们在太空中没有昼夜节律。研究表明，午睡能让人的认知能力大大提高，工作效率提高 30% 以上，警觉性也就是清醒程度更是提升 50% 以上。《今日医学新闻》上介绍了马修·沃克的一项实验：每天 14 点，一组志愿者进行 1.5 小时的午睡，另外一组志愿者则不睡。到了 18 点，两组志愿者分别做一组学习练习。实验结果表明，下午小睡一会儿的那一组在练习中的表现不但比不午睡的那一组好，甚至比午睡之前的自己也要好。沃克本人对此解释道："睡眠不仅能够纠正长时间清醒造成的认知偏差，而且在神经认知层面也能使人超越午睡之前的水平。"

关于午睡，有两点非常重要：

● 第一是午睡的时长。小睡的时间最好不要超过 26 分钟，不然你很可能会在深睡眠中醒来，并且体验到所谓的"睡醉"现象。即便你有 30 分钟的时间可以睡觉，最好还是定个闹钟，让自己至多睡上 26 分钟。我经常听见人说："我不是能睡午觉的人，每次睡完午觉我都觉得很累。"通过不让午睡超过 26 分钟，我们就能避免这种情况。或者我们也可以采取昼夜节律决定的时长——90 分钟——如果你的时间充裕的话。不过无论如何，我们都应该确保自己不会在深睡眠阶段（比如 60 分钟后）受到干扰醒过来。

● 第二点是对时机的把握。午睡时腺苷水平会下降，而晚上我们会需要来自腺苷的健康睡眠压力来快速入睡。所以午睡和晚上睡觉之间必须有足够的时间间隔，这样腺苷水平才能再次恢复到合适的水平。在理想情况下,我们应该在晚上睡觉7到8个小时之前结束午睡。如果你入睡困难,那就不要午睡了。还有另一个常见的误区要避免,那就是在比较晚的时候打盹。一个经典场景就是傍晚躺在沙发上睡着,这会让你的腺苷水平在傍晚降低,所以等你醒过来,准备再次上床睡觉时,会因为"缓过劲来了"而清醒得很,昼夜节律也会因此失调。如果实在无法午睡,那该怎么办?别紧张,如果你几年或者几十年来从来没有午睡过,这也是完全正常的。即便一开始完全睡不着,闭目养神20分钟也是值得的,光是这么做就能让人放松了。这时候做一做4—8—4呼吸或者双耳听觉式呼吸也很有效,这些都能降低你的压力水平和自律神经激活程度。

本章要点

1.起床之后,我们的所作所为就开始影响自己当天晚上能睡多深、能睡多好了。

2.让阳光照进来吧!早晨的阳光始终是我们身体最强大的"计时器"。

3.3—1—40阻力呼吸法或者热身冰水浴都能让你在早晨迅速进入状态。

4.白天的短暂休息能大大提升你的能量,还有助于深睡眠。

　　5.时机恰当、时长合适的午睡能大大提高你下午的工作表现！

更适合未来的深睡眠策略

我写下这些文字的时间是2021年的7月，所以这本书当然要提及新冠肺炎了。几个月以来，发病率一直上升，警报声越来越响。新冠肺炎影响了我们的整个生活，而我们的（深）睡眠自然也不能幸免，而且这一影响是持久的。新冠肺炎也加速了职业领域和私人生活上的许多发展。自从疫情爆发以来，有一点是非常明确的：数字化在很多方面永久性地改变了我们的生活，而且必将持续带来更多的改变。所以我们这一节主要讨论的并不是新冠肺炎，而是未来可能给我们的深睡眠带来新挑战的变化。眼下，我收到了大量来自企业客户的咨询，都是关于如何应对新冠肺炎和"新型混合工作形态"的。在过去的几个月里，居家办公和数字通信已经在很大程度上得到普及，即便在稍显落后的公司中也是如此。

比如，一位创意公司老板的妻子满怀失望地找到我，她说自己简直认不出自己的丈夫了，因为他变得愤世嫉俗，还总是心情不好，过度紧张。她需要我的帮助——或者说她丈夫需要我的帮助。

一家非常有名的咨询公司的初级顾问联系了我，她已经休了三个月的病假，因为她突然就睡不着觉了，整夜整夜地失眠。

还有一家 DAX 公司[1] 的人力资源主管向我咨询，问我们是不是可以为刚入职该公司的人制订一项紧急援助计划。

我还可以这么源源不断地列举下去。我在照片墙、脸书、抖音和领英上收到的消息越来越多，它们通过各种方式表达着同一个内容："新冠肺炎搞得我再也无法正常入睡，你能帮帮我吗？"

不管我们关心的是自己的健康还是亲友的状况，恐惧和不确定性都意味着巨大的压力，而且不是我们想要的"好"压力，而是破坏我们睡眠的"坏"压力。此外，在深睡眠领域，新冠肺炎也带来严重的变化，尤其是对于坐办公室的人、学生，还有肩负着家庭与工作双重负担的家长。这里的关键词是"居家办公"和"居家学习"。这种情况下，几乎所有促进良好睡眠的因素都被削弱了。对于很多人来说，环境的改变让生物钟彻底崩溃，从而影响了整个睡眠系统，而其后果自然是睡眠问题急剧增加以及产生更严重的职业倦怠，尤其是在年轻人和家长之中。这种情况并非个例，更是一种对未来的挑战。因为就睡眠而言，只要我们看看这种全新的工作方式究竟带来了什么变化，也就不会觉得奇怪了。

---

1 DAX 指数是由德意志交易所集团推出的一个蓝筹股指数。该指数中包含30家主要的德国公司。

早间通勤的过程没有了，这就意味着……

● 早晨吸收的光线更少。所以，不但皮质醇激增带来的效果消失了，标志着一天开始的强烈信号也消失了。对很多人而言，早上去上班往往是让他们的视网膜接触阳光，从而给生物钟发送信号的唯一机会。没了这个机会，我们白天的能量就会减少，睡眠节律也会受到影响。

● 活动的机会少了。如果不用去上班，没有在路上以及在办公室里行走的步数，很多人甚至每天都走不到1000步。这对我们的深睡眠是致命的，因为深睡眠需要的不仅是疲惫的精神，还需要疲惫的身体。

● 走出家门的次数少了。这就意味着我们缺少了另一个管理我们自律神经系统唤醒水平的重要功能，那就是视觉流。视觉流是身边的环境从我们的眼前"流过"，这种"流动"会减少杏仁核的活动。而杏仁核又是大脑中负责引发恐惧、担忧等情绪的区域。缺少了这个功能，也就等于缺少了一项重要的压力调节器。

● "关闭电源"对我们来说变得更难了。因为我们的大脑是通过联想来工作的，回想一下入睡那一章就知道了。对于很多人而言，下班的道路——不管是开车、坐车还是骑自行车——都是切换进"下班模式"的触发点。而现在这个触发点没有了，因为地点不再发生改变。如果床和办公桌在同一个房间，这种情况就会更严重。

● 全景视觉的缺失。全景视觉对"关闭电源"有好处，尤其是对于生活在大城市昂贵的合租公寓或者一居室里的年轻人来说——他们只有在室外才能体验到全景视觉，而且往往都是在上下班的路上。如果总是居家办公，你很快就会觉得家里像牢房，几乎完全不可能"关闭电源"了。把家庭生活和工作分开是至关重要的，因为它会直接影响我们的深睡眠水平。

压力水平大大提高

● 很多人工作量更大了。

通勤距离短了，要么可以更快地到达目的地，要么根本就不用出门。

通勤时间要么缩短，要么彻底消失。

工作和生活的界限在空间上消失了，在数字化的影响下也在时间上消失了。

● 很多人工作的时间越来越长，甚至会一直工作到深夜，而能用来入睡的时间越来越少，并且几乎没有时间来执行良好的"电源关闭流程"。从办公桌前站起来就上床——对于很多人来说，这就是新的晚间流程。

● 居家学习变成全新的负担，这既是直接的压力，又意味着很多人晚上还得坐在电脑前完成白天没时间做的工作。

● 居家办公会让新加入企业或者还处于试用期阶段的员工有一种强烈的感觉：得想办法证明自己真的在工作才行。一个典型的表现就是越来越多的电子邮件，这些邮件要么发得特别早，要么发得特别晚。其结果就是因为工作量更大或者良心不安而造成的更多压力。

● 在很多企业，视频会议不再是偶尔为之，而是成了常规操作。我们接收的信息量因此呈指数级增长，再加上处理电子邮件和文档的压力，我们的工作负担变成原来的两倍，因为我们一直在多个"轨道"上同时运行。

● 和家人爆发冲突的概率会增加，因为与他们共处的时间增加了，而这其实是我们并不习惯的。和家人的冲突往往会在晚上爆发，因为一天之中的紧张情绪会在这时候全部宣泄出来，这会导致身体在我们临睡前释放出"压力激素"，而我们已经没办法再调整这些激素的水平了。

休息和放松的时段变少了

随着自律神经的激活程度提高，压力会上升。与此同时，我们休息和放松的时间变得越来越少，这才是最要命的。而且，这仅有的休息和放松时间往往又充满了为我们带来娱乐的同时也会

转移我们注意力的东西，这些既不意味着放松，也无助于我们
"关闭电源"。因为"关闭电源"并不是从工作模式切换进非工
作模式，而是从压力模式转向休息模式。

　　我们认真看一看那些为我们带来娱乐的同时也转移我们注意
力的东西：

　　● 流媒体是最大的赢家。现在的节目和电影都制作得非常
逼真，看起来简直跟真的一样，观众会产生"身临其境"的感
觉，尤其是特写镜头。比如，当一场枪战过后，女主角通过手术
从脾脏里取出一颗子弹，我们也会因此受到一些影响——自律神
经亢奋、脉搏加快、释放压力激素。一般情况下，我们都会在晚
上临睡前看这些影片，而这也会直接影响到我们的深睡眠水平。

　　● 社交媒体也很重要，尤其是在疫情封锁期间，往往是我
们彼此保持联系的唯一方式。不过，我们在社交媒体上会面临成
千上万个微小的决定：关注还是不关注？点赞还是不点赞？写不
写评论？要不要转发？……哪怕这不是给我们发工资的工作，我
们的大脑也完全无法得到休息，对于我们的自律神经系统来说，
这有时候甚至比"真正"的工作还要累人。

　　● 封锁期间无事可做，所以周末多睡会儿懒觉的诱惑力越
来越大，至于其结果，当然就是社交时差了。

　　● 最近几个月以来，酒精的消费量大幅度上升。一项国际
研究结果表明，有43%的人在新冠肺炎期间饮酒的频率比以前
更高，36%的人饮酒量比以前更大。最常见的原因是"有更多

时间"（42%）和"无聊"（41%），其他的原因还有恐惧和担忧等。在"深睡眠杀手"的部分，我们已经讲过酒精对深睡眠的影响了。

● 社交隔离和孤独感会在神经生理上对我们产生一系列消极影响。比如我们的身体会释放出一种名叫速激肽的分子，这是最古老的神经递质之一，它会让我们变得更加焦虑、偏执，还会削弱我们免疫系统的功能。速激肽就像身体打出的一张红牌，它告诉我们："你和别人相处的时间太少了。你做的让自己高兴的事情也太少了。赶紧改变一下！"只不过在疫情封锁之下，这可真是说起来容易做起来难。

吃得更差，活动更少

压力更大，休息更少，导致我们的"储备"也变少了，健康水平持续下降。很多人吃得比以前差了，因为他们一直待在家里，距离冰箱更近，于是，因为无聊而吃东西的情况就增加了，通过饮食奖励自己或者带来点

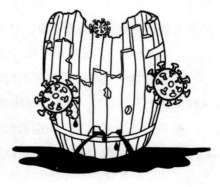

变化的需求也增加了，哪怕很晚了也是如此。这对我们的深睡眠有很坏的影响。

不过也不一定都是这种情况。新冠肺炎并不是以同样的方式拖累所有人的。我们在领英上进行了一次快速调查，多达30%的受访者表示自己的能量水平其实是有所提高的。

新冠疫情对你的整体能量水平有什么影响?

我的能量水平下降了	52%
我的能量水平上升了	30%
对我的能量水平没有影响	15%
其他，在评论区留下您的想法）	3%

这个结果也符合我的观察——有些人把全新的自由和原本要花在通勤上的时间利用了起来:

- 他们终于可以睡个午觉了。
- 他们得以坚持执行早晨的固定流程。
- 他们可以完善自己晚上的流程安排。
- 他们在两次会议之间可以多活动活动。
- 他们吃得更好了，也不再依赖食堂了。
- 他们可以早睡早起了。

这一切都表明，我们是有可能在这种情况下减少压力、获得

更多休息的，只要拥有正确的策略、方法和最重要的习惯。

居家办公的 8 条重要建议

1.开始工作前，一定要先去一次室外，让光线照进你的眼睛，这样你体内的生物钟就会知道"新的一天开始了"。

2.通过慢跑、散步或者骑自行车，给大脑几分钟视觉流动的时间，从而抑制大脑中那个名叫"杏仁核"的"戏精"。

3.如果可能的话，把工作的地方和卧室分开。

4.为周末做计划，即便处于封锁状态，也要规划一些能为你带来极大乐趣的活动。这有助于帮助你在周末也能轻松坚持锚定起床时间。

5.每天早晨都提前决定好这一天的工作结束时间，并且尽量坚持在这个时间结束工作。

6.居家办公期间，每工作一个小时就起来动一动。可以在办公桌旁边放一块垫子，以此作为触发器来提醒自己。

7.在办公桌前挂一张有远景的自然风景照片，以此来模拟最重要的全景式视觉。

8.一个额外的建议：养一只宠物吧！宠物能让你的生活变得更加丰富多彩，而且在面对新型混合工作方式的当下，对很多人来说，养宠物已经变得轻松多了。

从第一次呼吸到最后一次呼吸，
我们都需要的灵药。

第八章

人生各个阶段的深睡眠

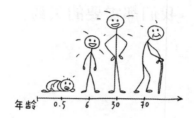

你现在已经了解了所有和深睡眠有关的基本知识，理解了它为什么这么重要，以及如何最好地利用它。在这一章里，我们要探讨的是人生不同阶段的深睡眠，以及如何识别和处理可能出现的偏差。不要担心，我们不会深入探讨医学上具体的精微之处，而是更多关注每个人生阶段可能对我们产生具体影响的事情。这些知识非常基础，而且可以直接运用。

年龄段	深睡眠需求（小时）
3个月以下	2.4—3.6
3个月至1岁	2.8—3.0
1至3岁	2.4—2.8
3至5岁	2.2—2.6
5至12岁	2.0—2.2
12至18岁	1.7—2.0
18岁以上	1.5—1.8

人生不同阶段的深睡眠需求

　　上面这张表格很好地说明了一点：年纪还小的时候，我们需要大量的深睡眠，随着时间的推移，我们的需求也会相应地逐渐减少，直到成年之后稳定维持在1.5小时这个理想数值。每个人都是如此，随着年龄的增长，深睡眠时间也会相应地减少。

　　你也许已经从自己的祖父母那里认识到这一点了，因为他们经常抱怨自己的睡眠问题——不像以前一样睡得那么久、那么深了。这一点完全不需要担心，因为这是一个正常的生理过程。人的年龄越大，昼夜节律的信号就越弱，因为随着年龄增长，大脑释放的褪黑素会减少。其结果就是，我们白天不是很清醒，而晚上又不会很困倦，所以，我们要么会入睡更难，要么会更容易醒来。还有另一个自然的过程，深睡眠中脑电波的信号会随着年龄的增长而减弱，这也会让深睡眠的质量下降。

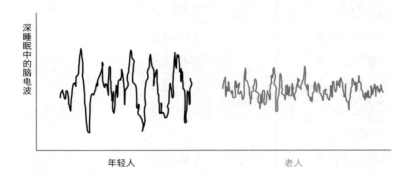

深睡眠中脑电波质量的下降

　　在这里要提醒大家一下：我们的胶质淋巴系统会在深睡眠期间全速运转，从而"清洗"我们的大脑，以确保有毒的 β–淀粉样蛋白被"冲走"，而不会使大脑形成斑块结构。如果深睡眠的比例和质量随着年龄的增长而下降，那么我们体内的"清洁工"也就不会那么频繁、那么有效率地工作了，斑块沉积的风险也会增加——这也是我们罹患阿尔茨海默病的风险随着年龄增长而明显增加的主要原因之一。

　　深睡眠时间会随着年龄的增长而自然减少，这也是我们最明显的生理变化之一。这种情况在男性身上比在女性身上更加明显，而科学界尚未发现其确切原因。这种变化开始得比较早，大约在35岁左右就开始了。这就意味着，我们可以在中年阶段就开始为老年的健康做一些准备，比如关注深睡眠问题。

　　深睡眠与其他生理进程之间的因果联系清楚地表明，认为老人不需要那么多睡眠的陈旧观念是错误的。这一点可以和我们的肌肉类比一下，我们的肌肉也会随着年龄的增长而减少、变弱，可是那就说明我们不再需要肌肉了吗？不，我们当然还需要它来保护我们避免意外、受伤以及劳损。深睡眠其实也是如此。我们在老年阶段需要的深睡眠并不会更少，只不过它发挥的作用不再像以前那么大了。

青少年和成年人的情况是不一样的

　　我们稍后再讨论老年阶段可以做些什么来维持足够的深睡眠。现在我先从儿童和青少年时期说起。我要先说一个大多数中小学生都很喜欢，但是大多数老师、家长都会反对的说法：学校开始上课的时间太早了。这背后的原因，我们在前几章里已经谈过了，关键词是"生物钟"和"光线"。早上8点开始上课，就意味着学生要在6点到7点之间起床。美国国家生物技术信息中心的数据库中有大量的医学研究和文章，其中明确指出了这么一点："绝大多数研究表明，即便只把学校开始上课的时间推后半个小时，学生的睡眠时间也会显著延长。推迟开始上课的时间还能提高出勤率、降低学生迟到和在课堂上睡觉的概率、提高学生的成绩、降低机动车发生碰撞的概率。"

> ### 脑海烙印 20
> **对于青少年的生物钟来说，**
> **早上 9 点开始上课还是太早了。**

16 到 18 岁的青少年需要 8 个半到 10 个小时的睡眠。然而根据最新的调查结果，仅有 11% 的青少年能够达到这一睡眠要求。从平均数上看，青少年的平均睡眠时间是 7 个小时，与成年人所需的睡眠时间相比，呈现出明显的不足。此外令人担忧的是，72% 的家长都认为自己孩子的睡眠其实足够了。如果父母自己都不能正确认识睡眠对自身的意义，那么他们也很可能会低估睡眠问题对孩子的重要性，何况这个年纪的孩子正处于发育和成长的重要时期。还记得深睡眠对生长和再生的重要性吗？那你现在应该已经知道，为什么睡眠时间太短——尤其是青少年的深睡眠时间太短——可能会造成严重的后果，以及可以采取哪些措施来应对。对于做父母的人而言，我们之前讲过的深睡眠策略不仅对自己的生活有益，也会对孩子们的生活有好处。

在这章开始的时候，我们就说好只讲每个人生阶段最重要的特征。而青少年时期最重要的特征自然就是青春期。青春期在很多方面都非常特别，每个人都会对这段时期记忆犹新，它同时影响着我们的外表和内心。生理上，青春期会把我们的生物钟往后推2到3个小时。褪黑素的产生会变得更晚，所以青春期的孩子也会更晚才觉得困。这听起来是不是挺熟悉的？所以你现在明白了，孩子这样做并不是不服管教，而是纯粹的生理现象。在理想情况下，处于这个年龄段的孩子应该稍晚一点上床睡觉（22点到24点之间），早上也相对晚一点起床（8:30到10点之间）。这在周末完全不成问题，可是在工作日，孩子们就要面对早早开始的上课时间了。对于大多数孩子来说，早上8:30已经开始上第一堂课了。这就会造成持久性的社交时差，还有之前讨论过的所有后果。所以，亲爱的家长们，周末就让孩子们睡个懒觉吧，他们不是懒，只是处于一个调整生物钟的阶段而已。一旦步入成年，他们的生物钟就会重归正常。

很遗憾，作为个人，我们无法改变上课的时间，所以其他策略就显得尤其重要。这些策略从晚餐时间就可以开始应用了。青少年的晚餐和睡觉之间需要3到4个小时的间隔。所以，如果你是青少年的家长，不如早点和孩子坐在一起共同享用晚餐，哪怕你之后还有其他事情要办，在睡觉之前也是有足够的时间完成的。晚饭之后，我建议立刻把整个住宅里的灯光都调暗一些，这样褪黑素就可以开始分泌了。孩子在晚上对强光的反应尤其明显。所以，如果你想为孩子做些好事，不妨从孩子的房间开始。儿童房通常会使用非常明亮的吸顶灯，而这种灯一般没有调节光亮的功能，所以只要更换一盏灯，就能快速获得收益。如果孩子写作业一直写到很晚，那么台灯比吸顶灯理想很多，因为台灯只照亮书桌，这种光属于"间接"光线，吸顶灯会直接照进孩子的眼睛里，从而激活眼中的黑视蛋白细胞。

我们还应该确保至少在临睡前的2.5个小时内打开孩子电子设备上的过滤蓝光功能和夜晚模式。我建议各位与自己的孩子聊一聊蓝光对睡眠的影响，以及如何在不采取禁止措施的情况下轻松解决这个问题。与其说"好吧，那你少玩游戏"，不如说"先戴上玩家眼镜（防蓝光眼镜）再玩"。

我的客户在这方面都有很好的经验，他们并不习惯给孩子下禁令，而是主要和孩子进行讨论。这么做已经很好了，如果能让你的孩子认识到深睡眠充足的好处，让他们知道这能让之后的白天过得更好，那就更棒啦！

给年轻父母的建议

我们简单谈谈做父母的人睡眠有什么变化。我经常听见年轻的父母说："我都好几年没好好睡一觉了，可是养孩子就是这样。"其实，实在不必如此。首先，我给大家推荐一个简单的小窍门：两个人轮流睡就好了。这么一来，你每周至少有三天都能睡个好觉。轮流睡觉完全没有问题，你们不需要为此感到内疚。在伴侣关系中，"团队合作精神"是很重要的，如果双方每天都在同一时间起来照顾孩子，对谁都没有好处，只能让你们俩都睡不了觉。要是两个人轮班，你和你的伴侣就都能好好休息一下。这对孩子也有好处，因为休息能让你变得更有耐心，更富有创造力，也能提高适应能力，你们的伴侣关系也会因此受益，因为你们有更多能量可以留给彼此。

> ## 脑海烙印 21
> **团队精神不但对照顾孩子有好处，**
> **也对深睡眠有好处。**

　　之前关于"障碍"的那些建议也很有帮助，尤其是在我们睡眠较少的这个阶段。特别是在轮流休息的情况下，戴上耳塞和遮光眼罩，获得深睡眠的概率就会大大提升。午睡也可以轮流进行，这也是有直接的影响的。

　　此外，比起在浴室里或者汽车上打瞌睡，还是让你精神抖擞、双眼有神比较好。因此，我个人鼓励你少操持一点家务，好好照顾自己，因为这样你才能成为更好的父母、更好的伴侣——这都是因为你得到了很好的休息。

　　作为父母，还有一件事应当留意：让宝宝尽可能多地待在身边确实是件好事。不过，如果宝宝能够尽早一个人睡，那也是大有裨益的。这并不意味着你们就是不称职的家长，实际上，这反而能保证你们两个能以饱满的精力照料孩子，因为你们有了充足的深睡眠。

即便步入老年，我们也非常需要深睡眠

我们之前已经提过人生中的各种生理变化，而这些变化的结果之一就是我们的睡眠效率（也就是我们躺在床上时实际睡眠时间所占的比例）在40多岁时是90%，而到了80多岁就会下降到80%乃至70%。用数字来表示就是，如果睡眠效率是100%，那么就是理想的7.5个小时睡眠时间（450分钟）。如果睡眠效率只有80%，那么我们清醒的时间就多了90分钟（1.5个小时）。如果睡眠效率只有70%，那么清醒时间就多了135分钟。这样会影响大脑中的不同区域，比如大脑中影响深睡眠的部分（内侧前额叶皮层）会变得更小、工作效率更低，松果体分泌的褪黑素也会减少。研究表明，60多岁的人分泌的褪黑素只有10多岁的人的一半甚至三分之一。而这些褪黑素还会提前释放，所以我们步入老年阶段以后会更早地感觉困倦，总想早点上床睡觉。老年人睡眠效率较低的其他原因还包括活动较少、服用药物、与年龄增长有关的疼痛等。

我们无法阻止生理上的变化，却能学着应对它们。永远不要忘记，开始享受深睡眠，永远不嫌老。所以，我建议各位尝试一下本书中的策略，如果你自己没有到达这个年龄，不妨与你的父母或者祖父母分享本书里的建议。别让他们那些"反正我一直都是这样"之类的话阻拦你。如果你分享了这些建议，那么他们接下来几年乃至几十年的生活质量都会因此提高到全新的水准。

脑海烙印 22

对于拥有更多深睡眠、更多能量、更高的生活质量而言，
我们永远都不会太老。

对于老年人，我有几点建议：

● 建议多晒太阳，尤其是在早晨。

● 建议到了晚上就把室内的灯光调暗一些，因为老年人的昼夜节律已经没有以前那么精准了，所以必须更加精准地向它发出信号。

● 多运动，最好是户外活动。在老年阶段，锻炼是一个对睡眠尤其重要的影响因素。

● 如果长期服药，最好确认一下这些药物是否会对睡眠产生影响。

● 因为膀胱的功能变弱，睡前两三个小时内不要喝水。白天把水喝足很重要。

● 还有一点很重要，不过它往往被我们低估了，那就是身上那些我们早已习惯甚至不再去留意的小伤痛。这种疼痛不会强到让我们醒来的地步，却足以把我们从深睡眠拖进浅睡眠，而其后果自然就是垃圾睡眠。这种情况下不妨咨询一下医生，通过温和的临时止痛药来提升睡眠质量。

● 针对褪黑素分泌的减少，还有一个非常有效的方法。从生理学的角度讲,我们确实无能为力,但是在医学条件允许的情况下,我们可以口服褪黑素。服用褪黑素可以缩短入睡时间,改善睡眠质量,提高早晨的能量水平。这并不是仅适用于老年人,而是适合所有人。但是有一点要格外注意:服用褪黑素会影响我们的血糖调节,褪黑素会延缓血糖水平的下降速度,所以最好不要在晚餐后血糖水平刚刚开始上升的时候立刻服用褪黑素,最好等上两个小时再服。理想的情况是在睡前2.5个小时服用褪黑素。具体的用量因人而异,我们可以稍微做些试验来寻找最适合自己的用量,最好是在有效范围内尽可能地少一些。

看到这里,你应该已经留意到了吧?人在生命的每个阶段都有要面对的挑战,而我们都可以找到对应的解决方法。从生理学的角度看,老年阶段确实需要付出更多,但是处于这个阶段的我们往往也有更多的时间和更少的压力,可以更好地关注自己的能量水平。

大家只要记住,在获得更多深睡眠、更多能量、更高的生活质量这件事上,从来就没有"太晚了"这个说法!

本章要点

1.人的年龄越大，需要的深睡眠就越少，从18岁开始，每晚90分钟的深睡眠就足够了。

2.其实我们一直都知道：学校开始上课的时间太早了！孩子们的生物钟是不一样的。

3.年轻的父母应该知道：团队协作可以让我们更好地应对各种挑战，往往还能得到更加充足的深睡眠。

4.人到了老年会更早地感觉疲倦，原因是褪黑素的分泌会随着年龄的增长而减少且会提前释放。不过不用担心，我们依然可以过上精力充沛的生活。

纪律大概会让你更上一层楼，
而习惯会让你实现梦想中的目标。

第九章

自动巡航模式下的深睡眠

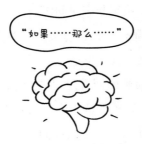

自动巡航模式深睡眠

我们已经来到通往更多深睡眠道路的最后几米，这最后几米也是非常重要的，因为我们要在这里学到深睡眠公式最重要的一个秘密。我们先一起看看我的客户佩特拉的故事吧！

佩特拉是一位30多岁的团队领导，她主动联系了我，我们进行了第一次谈话。然后，我们见了面，我对她的深睡眠时间进行了测量，结果是每晚10分钟——实在是太少了。我们对她的卧室进行了检查，没有发现任何异常。我们也一起聊了她的饮食习惯，也完全没发现问题。那工作的情况如何呢？工作好极了！佩特拉事业有成，是个真正的女强人。到了周末她就会奖励自己一下，睡个懒觉。不过，虽然周末都会睡到10点或者11点来恢复精力，但她总是觉得疲惫不堪。你可能已经有了自己的猜测吧？没错，她的睡眠节律完全被打乱了。佩特拉每周末都要经历一次专属于自己的社交时差，就好比她每周六都去了一趟纽约，周一又回了欧洲。那么我们的第一项措施该是什么呢？没错，要尝试着建立锚定起床时间，好让生物钟重新恢复规律。作为睡眠训练的一部分，我在每周一安排了一次"问责电话"来检查佩特拉的进度。我在电话里的第一个问题永远是："你周六几点起床的？"而她的回答总是"9点45""10点半"，有时候甚至是"11点"，从来不是"早上7点"！这种情况维持了几周，我不得不做点什么了。于是我们又见面聊了一次，这次谈话相当情绪化，我从来没想过会是这样。然后我突然意识到，为什么佩特拉始终没能做到以及怎样才能帮她做到——将一件事情坚持4周是相对容易的，尤其是在听了什么讲座或者读了一本好书，受到了激励或者启发的情况下。但是不论是哪种动力，最终都是会消退的，之后，以往的日常生活方式就会卷土重来。所以最重要的就是切实开始行动，这真的非常重要。深睡眠公式可以产生立竿见影的效果，如果你能长期拥有充足的深睡眠，这个公式的效果当然会更强。

　　你会不会觉得这好像对自律性和意志力的要求都太高了？没关系，我这里还有一个更好的建议：活用大脑的一个奇妙的特性，那就是所谓的"神经可塑性"。神经可塑性是大脑在我们的一生中不断变化的能力。大概15年前，那时人们还以为，大脑的变化最终会完成并且停止。然而，如今我们知道大脑的结构直到老年都会不断发生变化。我们之前也看到了，大脑在与身体合作、促进深睡眠这方面发挥着决定性的作用，我们要利用的正是这一点。换句话说，我们不需要纪律性或者意志力，而是对大脑进行"编程"，让它顺滑地开着"自动巡航"模式驶向深睡眠。你肯定很了解这种感觉，比如你开车或者骑着自行车走在一条你无比熟悉的路上，你的车子几乎是自动往前的，那么你就有很多时间来思考、欣赏身边的大自然，或者随着耳边响起的音乐大声歌唱。而这条"道路"正是我们巩固深睡眠的路径和习惯。

　　我们的目标不但是巩固深睡眠，而且是在"自动巡航"模式之下巩固深睡眠。"自动巡航"模式就是把事情变得像刷牙或者开车换挡一样简单又自然，可以自动执行，完全不用费力。我们现在探讨的正是习惯，可"习惯"究竟是什么呢？习惯是"一种被频繁使用的神经通路"。这种通路的第一个特点是，它会让人觉得事情做起来简单而且愉快，而这一特点不但会让我们少耗费大量精力，还对意志力没有要求。第二个特点是它会把我们大脑里的不同区域联系起来，这就像我们走过无数遍、早已了如指掌的那条道路。每一条这样的通路都与我们的行为方式、习惯或者情绪有关。每当我们重复某种行为、习惯或者情绪，我们的神经联系就会得到加强，就好像我们一遍又一遍地走在同一条道路上。还可以换一种形象的方式来描述这条通路：好比我们脚下是一条窄窄的小径，每在上面多走一步、多走一趟，这条小径都会变得更宽阔一些、更坚实一些；我们在上面走得越多，这条小径就会变得越好走，直到某个时刻变成平坦的道路，走起来再也不需要耗费精力。把这个比喻应用到我们的大脑里，就相当于我们在大脑里创造出了一条平坦好走的深睡眠习惯之路，我们每天都能轻松地在上面行走。而想要实现这一点，只需要三个简单的步骤。

三步养成好习惯

第一步：触发

神经上的这条"小径"结构清晰，还有精确的流程来确定如何沿着这条道路前行。第一步是触发，可以通过设定触发器实现。触发器可以给我们大脑发出信号，告诉大脑可以进入"自动巡航"模式，手机闹铃或者淋浴都可以是典型的触发器。我们也可以把触发器设定为走出房门或者走进某个特定的房间。我的一些客户经常出差，我总是建议他们把坐上出租车或者登上飞机那一刻设定为触发器，这样也和他们的日常生活更为贴合。几乎所有东西都可以设定成触发器，只不过要注意一点，那就是这个触发机制应该给我们的生活敲下一记重音，好让我们从眼前过电影一般的情景里暂时抽离。所以，飘过的云朵之类的东西就不适合当成触发器，因为它不能打断我们当前正在进行的动作。

第二步：例行程序

第二步是例行程序。我这里说的是一种自动执行的行为，它可以是一个肢体动作、一个想法或者一种感觉。我们其实很熟悉：如果去了小时候常去的一个地方，我们马上就会产生一些特殊的感觉。在这里，地点起到了触发的作用，让我们联想到那种烙印在我们生活中的感觉。接下来我们要用的就是这个"如果……那么……"联想法的原理。下面是几个在运用中的实例：

● 如果我的手机闹钟在21:30响了（触发），那么我就戴上橙色镜片的深睡眠眼镜（例行程序）。

● 如果我早上在写字台前坐了下来（例行程序），那么我就打开日光灯（例行程序）。

● 如果我上了轻轨列车并且坐了下来（例行程序），那么我就做一轮4—8—4呼吸法（例行程序）。

● 如果我上床睡觉（触发），那么我就喷两下雪松木喷雾（例行程序）。

最重要的一点是，触发器和例行程序必须在神经层面联系起来，这样才能真正开启"自动巡航"模式。也就是说，例行程序必须在触发之后立刻执行，最迟也要在触发后5秒之内出现。就拿前面说的21:30的闹钟和戴深睡眠眼镜来说，手机闹铃响了以后，我们就要在5秒之内把眼镜戴上，也就是"触发——5、4、3、2、1——例行程序执行！"的过程。如果二者之间隔的时间太长，或者先做了别的事情，那么结果是要么无法形成联系，要么已经形成的联系会因此被削弱。

深睡眠公式里的两个基本原则在这里也是同样适用的：

● 偶尔出现的一次例外没什么大不了，只要它确实是偶尔出现的特殊情况。

● 一以贯之，长期坚持下去是非常重要的，只有这样，我们才能把触发和例行程序连接起来。

在实施过程中，我还有一个小建议：我们应该为触发器设置合适的时间。比如你每天上午9:30都忙得不可开交，或者总是心不在焉，无法集中注意力，那把触发点设置在9:30就完全没有意义。又或者我们知道孩子14:30会放学回家，而我们又想在那个时候做4—8—4呼吸练习和其他呼吸练习，那也是行不通的。这里探讨的只有现实可行的操作，可比给自己设定很难的目标有效率多了，也更能给人带来动力。所以，不用把不合适的触发器丢掉，不如修改一下触发的时间。一旦找到了合适的时间段，这件事做起来马上就轻松多了！

第三步：奖励

触发器设定好了，例行程序也跑通了，现在我们还给自己赢得了一份奖励，这可是必不可少的，因为这样能够稳定神经系统。我们赢得的这份奖励是以多巴胺的形式出现的，而"刺激"和"奖励"最后的目标总是和下面这两点有关：

● 增加愉悦感和幸福感。

● 减少或避免疼痛。

这就是我们生活中最重要的两个基本动机。回忆一下生活中的各种情况、各种例行程序，你就会发现，最后的目标永远都是增加愉悦感或者减少痛苦。

奖励会以多巴胺的形式告诉我们的大脑，这样做会让我们感觉更好，这就促使我们继续拓宽这条路径，让它成为可以切换成"自动巡航"模式的神经通路。当然，反过来也刚好是相反的效果：没有奖励就没有动力，自然也就没有新的神经连接。大脑也只会想着："我都执行过这个'如果……那么……'流程了，可是感觉既没有变好也没有变坏，那我为什么要再做一次呢？"

上面这三个步骤是相辅相成的，我们走得越勤，一切就会变得越容易。

试试看吧！这样做给你带来的动力和灵感是惊人的。这一切都既不需要纪律性，也不需要意志力，反而完全是自动通过例行程序实现的。这也让我们得以把纪律性和意志力这两项宝贵的资源节约下来，用在其他的事情上。

还有很棒的一点，我们可以在脑海中"播放"设定好的例行程序。如果我们把触发点和例行程序形象化地设想出来，整个过程就会在我们的头脑中发挥作用。有一个经验法则：我们的活动涉及的感官越多，大脑的活跃程度越高，建立的神经元连接也就越令人难以忘记。因为它会激活更多的神经通路，强化我们对这三个步骤的感知。

　　所有这些都需要一点点练习，记住这一点：很多事情都是先难后易，从0到1往往最难，从4到5就变得轻松了不少，而从49到50就真的非常容易了。这里再强调一次，如果我们不能在"如果……那么……"的程序和之后的奖励上坚持不懈，我们神经元上的连接就会变弱，那条神经上的"小径"也会越变越窄、杂草丛生，最终再也找不到。

主要弊端和次要优势

　　虽然原理相对简单，可是很多时候方法无法奏效，这是为什么呢？这背后藏着一个心理学现象，也就是"主要弊端"和"次要优势"。这两个概念在这里起着决定性作用，所以我们要更加仔细地对它们审视一番。

　　某些行为会表现出"主要弊端"，比如社交时差、睡眠节奏不佳、精力不足……既然你知道这些主要弊端的存在了，为什么还要忍受呢？既然你已经了解生物钟的原理，还给自己定好了"如果……那么……"原则的所有步骤，周末为什么还是要睡懒觉？这可能就是"次要优势"的作用了，这种次要优势往往是情绪上的，它造成的后果往往是，尽管我们很清楚主要弊端是什么，也非常想改变自己的习惯，却无法照着计划做。看着是不是有点复杂？

　　我们回忆一下之前说过的佩特拉。她每到周末总是一次又一次地睡懒觉，哪怕我们把所有东西都设置妥当了。

　　● 触发器：早晨7点的闹钟。

　　● 例行程序：立刻起床煮咖啡。

　　● 奖励：看一集最喜欢的节目——这是她工作日没时间看的。这么安排既没有社交时差，周一起床也更容易，还能满怀激情与活力开始新的一周。

　　所有事情都安排得很完美，即便如此，还是完全不起作用！于是我们又进行了一次谈话，越来越多的信息表明，佩特拉一周都在疯狂地工作，有时候甚至会工作到深夜，而到了周末，她又不知道该做什么了。她在工作之外没有生活、没有朋友、没有伴侣、没有爱好，身边也没有家人陪伴。这在工作日影响不大，可是到了周末影响就很明显了：她完全没有早早起床、不要在床上一躺就是半天的理由。

　　佩特拉很清楚周末睡懒觉会打乱她的生物钟，她切实看到并且感受到了这个主要弊端。尽管如此，睡懒觉却有一个非常强大的情感上的次要优势：只要睡到11点，她就没那么多时间来面对自己个人生活里的琐事、不用面对生活中的空虚了。这种次要优势太强大了，甚至可以把"触发—例行程序—奖励"的好处都盖过去。她确实很想改变这种状况，却也是真的做不到。

　　在生活中，次要优势一再阻止我们去做自己真正想做的事

你会睡觉吗?

情,或者逼着我们继续做自己实际上根本并不想做的事情。如果了解了主要弊端难以消除,更好的办法是解决这些次要优势。

次要优势的可恶之处在于它们往往比主要弊端更隐蔽。那么我们怎么发现它们呢?

一般情况下,只要你多问自己几次"为什么",然后每一次都诚实作答,那答案自然就呼之欲出了。

1.为什么我周末要睡到11点? ——因为我不想起床。

2.为什么我不想起床? ——因为我觉得周六和周日很无聊。

3.我为什么觉得周六和周日很无聊? ——因为我白天没事情做。

4.为什么我白天没事情做? ——因为我没有爱好,没有朋友,身边也没有家人。

对啦! 这就是原因所在! 不过我们现在终于能够找找解决问题的可能性了。我和佩特拉那段非常情绪化的谈话最终就是走到了这一步。我们做了什么呢? 我给她预约了为期八周的一套按摩,早晨8点开始,地点在附近的一家沙龙。然后我给她约了早晨9:30跟同事一起吃早餐,中午12点和一个联系不多的熟人吃午餐。这么一来,她就以不同的方式既解决了次要优势(消磨白天的时间),又消除了主要弊端(长时间睡懒觉)。佩特拉早晨7点就起床,一切都顺利按照计划进行。对于佩特拉来说,这不仅解决了她的睡眠难题,还同时摆脱了周末私人生活无趣到令人沮丧的窘况。佩特拉如释重负。在一次午餐会上,她认识了一位男性，如今已与他建立了幸福的情感关系，还一起有了个14个月大的孩子。

对次要优势的搜索和发现是一个强大的工具，它不但适用于深睡眠，还适用于所有你想要养成或者终止但是到目前为止一直不太能成功的习惯，比如改变你的饮食习惯、实现新年愿望，或者按照制订的计划运动等。在很多时候，次要优势才是我们可以改变的因素，也是我们能够实现真正的、可持续的习惯变化的原因。

从佩特拉的例子中可以看出，如果我们只是想用纪律性或者意志力来忽略次要优势，那肯定是行不通的。在最开始的4到6周里可能还有用，但是我们想要的是让事情在接下来几年乃至几十年里始终维持在正确的轨道上。在这种情况下，处理好我们的次要优势是至关重要的，这样我们才能成功切换到"自动巡航"模式，铺平神经元上的"大道"，轻松地获得更多的深睡眠。

本章要点

1.在获得足够深睡眠的道路上，坚持是非常重要的。而你的回报自然就是"自动巡航"模式。

2.即便进入老年，你的大脑结构也能够改变。我们可以通过新的生活习惯轻松找到通向深睡眠的"小径"。

你会睡觉吗?

3.不管是手机铃声还是淋浴，合适的触发器都可以帮你开启例行程序。

4.触发器和例行程序连接得越频繁，两者的神经联系就越牢固。

5.如果我们能够把触发器和例行程序在想象中具象化，就可以在脑海中进行"自动巡航"模式的练习了。

仅仅知道是不够的，我们一定要运用。

——歌德

第十章

14天深睡眠改变计划

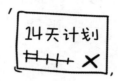

付诸实践

现在，你手上已经拥有把深睡眠公式落实到生活中所需要的一切了。走到了这一步，我经常听到下面这两个问题：

1. 我们学的所有这些策略里面，到底哪个最重要？
2. 需要多长时间才能看到效果？

我先回答第二个问题吧，它的答案是"非常快"。每个系统的强度都取决于其中最薄弱的环节，深睡眠系统也不例外。所以我们只要对其中最薄弱的一环进行强化，或者战胜最大的瓶颈，往往很快就能取得成效。

比如一位前银行家本来已经认命了，他相信自己注定要疲惫、困倦地度过一生。可是把防蓝光眼镜和锚定起床时间引入生活之后，他难以入睡的大问题很快就得到了解决，深睡眠时长也从最初的10—20分钟提高到60—70分钟，而这一切只用了短短10天而已！还有一位大型审计公司的团队领导，她彻底改变了自己的饮食时间和运动习惯，深睡眠也从20—30分钟提高到75分钟以上，而这只用了不到3周的时间。只要找出最大的瓶颈并且排除它，我们很快就能实现目标.

不过，我也确实经常见到与此恰恰相反的情况。如果有深层的心理因素存在，人们往往需要更长时间才能感受到成功，尤其是在前述因素长期存在的前提下。要是遇到这种情况，好好编制"自动巡航"程序就更加重要了，因为这样可以避免我们消耗本来就很有限的纪律性和意志力。

接下来，我们回到刚才的第一个问题：到底哪个策略才是最重要的？

这要看情况，而且最需要关注的依然是你个人的深睡眠系统中最为薄弱的环节，这是你最难突破的瓶颈。

本书里各个策略出现的顺序，基于我与数以千计的培训客户接触的经验，你可以从中看出很多人遭遇的最大的瓶颈都是什么，还有我们可以按照什么顺序来排除。这时候你可能也要问了："这些对我来说又意味着什么呢？"

在这里我们有两种选择。一方面，我们可以试着一次性实践所有深睡眠策略，不过就我的经验来看，这么做的前景并不乐观。我们很可能会因为用力过猛而白白浪费时间，最终连一个策

你会睡觉吗？

略都无法真正坚持下来。你还能回忆起学车考驾照的时候吗？设想一下，如果你当时一边学开车，一边学开飞机和直升机，那会是什么感觉？对于我们这些不是《碟中谍》里的伊桑·亨特的人来说，这基本上就是不可能完成的任务。所以我还有一个建议：分别阅读之前那些章节的时候，把其中的一些操作付诸实践。非常好，请继续这么做吧！

　　现在我们把全部注意力都集中在你自己最大的深睡眠瓶颈上，也就是目前对你的深睡眠限制最大的东西——你深睡眠系统中最薄弱的一环。我们首先要做的就是排除这个瓶颈，这种做法叫"瓶颈聚焦策略"。一旦我们成功并且持久地排除了这个障碍，就可以转向下一个瓶颈，并且再次倾注全部注意力来消除它。这样做不但更容易，也更有针对性。设置深睡眠自动巡航模式最好的方法并不是"一次到位"，而是"一步一步地来"。

　　我们一起开始吧！在这里，我向你发起一个为期14天的挑战。

　　还记得第一章里你列过一份清单吗？上面记录了你觉得对当前的情况有用的所有策略。现在正是用上这份清单的时候了。

14 天深睡眠挑战

我要参加挑战，因为……

我相信你！

基本要素

- □ 90 分钟周期性睡眠
- □ 锚定起床时间：__:__
- □ 4-8-4 呼吸法
- □ 每日饮水____升
- □ __:__ 之后不再照射强光
- □ 就寝时间：__:__（或者__:__）

我最大的瓶颈

触发

如果……

例行程序

那么……

核对清单

第1天 □ □ □ □ □ □ □

第8天 □ □ □ □ □ □ □

祝你好运！

接下来4周最大的风险……

我打算这样来控制……

日期/签字

我要参加挑战，因为……

用几个关键词在这里写下你参加挑战的原因。你想达到什么目标？有了更多深睡眠，你的情况会有哪些改善？你的生活会有什么变化？

基本要素

这里我已经替你把最基本的要素写下来了，这些都是我自己无论如何每天都会关注的。它们可以起到提醒的作用。只要把所有数字都填好，每天完成，之后打个钩就好。

我最大的瓶颈

这可是最重要的一环。请把你感觉目前对你的深睡眠影响最大的因素写在下面。你目前的状况和我们在这段训练中说过的目标状态之间最大的差距是什么？这就是我们这次挑战需要重点解决的瓶颈。非常重要的一点是，这个构成瓶颈的因素必须在当前是可控的，并且是确实可以改变的。比如你决定每天23点睡觉，但是你正在忙一个项目，每周有3天必须工作到23:30，你的决定就是没有意义的。你在这里写下的还得是你非常想要消除的瓶颈才行，如果你有疑虑的话，那不如再好好回想一下，看看有没有可能是让我们的挑战化为泡影的次要优势在发挥作用。

例行程序（"那么……"）

尽可能清晰地写下你打算用来排除上面写的瓶颈的步骤，让它在你的大脑中尽可能简单地创造出一条新的神经元连接，并且快速构建出一条"走熟的小径"。

触发（"如果……"）

设定一个触发器，从而确保你能想起例行程序并且定期执行。请确保时间上合适。而且不要忘了，这个触发器应当是在所有天气条件下都可行，这样它才不会被我们生活中偶尔会遇到的坏天气影响。

核对清单

每天的例行程序做完之后在这里打个钩就好，要一天一天地记录，一直做到第14天，不要急于求成。也别忘了奖励自己，这样你很快就能建立起自己的"自动巡航"模式了。有一天进行得不太顺利不算什么大问题，放轻松，想想这次为什么没有成功，你可能会就此发现一个全新的障碍，并且可以把它排除。这一切无须完美，只要在"自动巡航"模式的帮助下平静又放松地引导我们的习惯，让它朝着正确的方向发展就可以了。

接下来4周最大的风险……

开始挑战之后，想想可能会遇到什么能打乱你例行程序的事情，比如即将到来的假期、工作上的变动、家里的变化……把这些事情写下来，好为它们做好准备。

我打算这样来控制……

把你应对前面写下的变化的方法写在这里，好让你的成功不受变化影响，比如要不要设立新的触发器，要不要重新安排时间，要不要找个帮手来给自己提供一些支持，等等。总之，务必要保证接下来的几周里你新"踩"出来的"小径"不会再次杂草丛生。

日期 / 签字

为了获得足够的动力和保持责任感，请在这里写下日期，并且在这张14天挑战表下面签上你的名字，这样可以向自己证明你确实是认真的，而且确实准备把深睡眠提升到全新的水平。

你接受挑战了吗？那我们就开始吧，我相信你！

注意：如果你不想让自己的新习惯半途而废，那就马上行动起来，不要"等一会儿"，也别拖到明天，现在就行动！你可以在日历上加一个日程提醒："深睡眠公式挑战成功检查"。如果一段时间后一切都能按照计划进行，那当然好极了！如果效果不理想，那就反思一下，问问自己为什么：

● 因为触发器设置得不合适吗？

- 因为例行程序组织得不够清晰吗？
- 我是不是没有获得奖励和回报的感觉？
- 是不是有新的障碍出现了？

你可以根据上述问题的答案做出调整，不过有一点要切记：无论如何都不要放弃正在养成的习惯。

尾声

深睡眠，全新的生命灵药

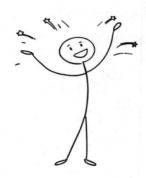

在当今社会，"能睡的人"直接和"懒人"画上了等号。这当然是无稽之谈。我们已经知道，如果我们获得的都是垃圾睡眠，那么睡很长时间也没用。对于理解了睡眠充足能让生活变得更美好的人来说，"深睡眠能手"既是理想的形象，也是最适合的称呼。2017年《纽约时报》里的一篇文章把睡眠称为"全新的身份象征"，甚至是"生命的灵药"。

媒体和书籍越来越频繁地提到"睡眠必须变得更酷、更时髦、更性感"。我不觉得睡眠非得"性感"不可。不过就结果而言，精力充沛、魅力十足、双眼明亮有神、心情舒畅愉快、表现出色、身体健康，这一切一直都非常诱人，不是吗?

　　人人都知道，营养和锻炼是精力、魅力、健康的核心。其中唯一缺失的就是第三个支柱：睡眠。而且睡眠不仅仅是第三个支柱而已。睡眠不但与运动和饮食同等重要，甚至是它们的基础。不论吃得多健康、运动得多频繁，只要深睡眠水平过低，那么你总会遇到问题。如果你每夜只有2分钟深睡眠，那么午餐吃得很健康也没办法把你缺失的休息补回来。反过来说，如果你每天都能保证90分钟的深睡眠，你就能更好地对付午餐吃的那份咖喱香肠。当然，把这三大支柱结合起来是最好的，不过基础还是良好的睡眠，它可以让其他的事都变得更加轻松。

致谢

　　这本书是我的心血之作。长久以来，我心里一直希望把这本书写出来。出书这件事需要团队共同努力，也正是这一点让整个过程充满乐趣。

　　感谢过去几年里我有幸合作过的所有客户和网上的支持者，你们一次又一次地向我证明深睡眠公式可以多么迅速地为我们的生活带来改善。是你们给了我勇气，让我用自己的方法去帮助更多人。

　　感谢我的导师们，是他们陪伴我走过人生的旅途，帮助我走出人生的低谷，让我更加坚强地走出困境。

　　感谢我人生的最低点，是它让我得到了这些宝贵的经验，是这些经验造就了今天的我。

　　特别感谢西蒙·白洛文斯，正是富有才华的他帮助我找到合适的文字来表达自己的想法。

　　感谢"鹰眼"盖尔曼·纽恩多佛博士精准的编辑、审校，以及赫尔德出版公司的全体成员对我们的支持，我们的目标是消除双眼的红肿、疲惫，让更多眼睛明亮有神。

　　感谢所有神经科学和生物学领域的我的同行，你们严谨的科学研究为这本书奠定了坚实的基础。

感谢我的团队热情的支持和鼓励，让出版这本书成为现实，你们是最棒的！

最后，我还要感谢我的妻子，在人生这场竞赛中，有了你，我就有了甚至可以被称为"不公平"的巨大竞争优势。